面向人民健康
提升健康素养

相约健康百科丛书

U0245401

面向人民健康
提升健康素养

相约健康百科丛书

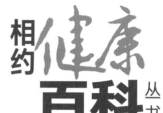

应急急救系列

突发急症与意外伤害
应对与急救

主编 祝益民 陈芳

人民卫生出版社
·北京·

丛书专家指导委员会

主 任 委 员　陈竺

副主任委员　李斌　于学军　王陇德　白书忠

委　　　员　（院士名单按姓氏笔画排序）

于金明　王辰　王俊　王松灵　田金洲

付小兵　乔杰　邬堂春　庄辉　李校堃

杨宝峰　邱贵兴　沈洪兵　张强　张伯礼

陆林　陈可冀　陈孝平　陈君石　陈赛娟

尚红　周宏灏　郎景和　贺福初　贾伟平

夏照帆　顾东风　徐建国　黄荷凤　葛均波

董尔丹　董家鸿　韩济生　韩雅玲　詹启敏

丛书工作委员会

主 任 委 员　李新华

副主任委员　徐卸古　何翔　冯子健　孙伟

孙巍　裴亚军　武留信　王挺

委　　　员　（按姓氏笔画排序）

王凤丽　王丽娟　皮雪花　朱玲　刘彬

刘召芬　杜振雷　李祯　吴非　庞静

强东昌　鲍鸿志　谭嘉

本书编委会

主　　编　祝益民　陈　芳

副 主 编　郭树彬　张国强　徐　峰

编　　者　（按姓氏笔画排序）

李国楠　中日友好医院

肖薇薇　湖南省卫生健康委医学科技发展中心

张　健　山东大学齐鲁医院

张兴文　湖南省人民医院（湖南师范大学附属第一医院）

张国强　中日友好医院

陈　芳　湖南省人民医院（湖南师范大学附属第一医院）

陈　良　山东大学齐鲁医院

周瑾容　湖南省人民医院（湖南师范大学附属第一医院）

练　睿　中日友好医院

祝　旺　中南大学湘雅二医院

祝益民　湖南省急救医学研究所

袁　伟　首都医科大学附属北京朝阳医院

徐　峰　山东大学齐鲁医院

郭树彬　首都医科大学附属北京朝阳医院

梅　雪　首都医科大学附属北京朝阳医院

曹　彦　湖南省人民医院（湖南师范大学附属第一医院）

章晓红　电子科技大学附属医院·四川省人民医院

蒋　宇　湖南省人民医院（湖南师范大学附属第一医院）

程　婷　湖南省人民医院（湖南师范大学附属第一医院）

靖颖霞　湖南省人民医院（湖南师范大学附属第一医院）

编写秘书　程　婷

陈竺院士
说健康

总　序

人民健康是现代化最重要的指标之一，也是人民幸福生活的基础。党的二十大报告明确到 2035 年建成健康中国。社会各界，尤其是全国医疗卫生工作者，要坚持以人民为中心的发展思想，把保障人民健康放在优先发展的战略位置，加快推进健康中国建设，全方位全周期保障人民健康，为实现"两个一百年"奋斗目标、实现中华民族伟大复兴的中国梦打下坚实的健康基础，为共建人类卫生健康共同体作出应有的贡献。

为助力健康中国建设，提升人民健康素养，人民卫生出版社（以下简称"人卫社"）联合相关学（协）会、平台、媒体共同策划，整合各方优势、创新传播途径，打造高质量的纸数融合立体化传播健康知识普及出版物《相约健康百科丛书》（以下简称"丛书"）。丛书通过图书、新媒体、互联网平台等全媒体，努力为人民群众提供全生命周期的健康知识服务。在深入了解丛书的策划方案、组织管理和工作安排后，我欣然接受了邀请，担任丛书专家指导委员会主任委员，主要基于以下考虑。

建设健康中国，人人享有健康。党的十八大以来，以习近平同志为核心的党中央一直高度重视、持续推动健康中国建设。2016 年党中央、国务院印发的《"健康中国 2030"规划纲要》指出，推进健康中国建设，是全面建成小康社会、基本实现社会主义现代化的重要基础，是全面提升中华民族健康素质、实现人民健康与经济社会协调发展的国家战略。健康中国的主题是"共建共享、全民健康"，共建共享是基本路径，

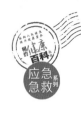

全民健康是根本目的。人人参与、人人尽力、人人享有，实现全民健康，需要全社会共同努力。党的二十大对新时代新征程上推进健康中国建设作出新的战略部署，赋予了新的任务使命，提出"把保障人民健康放在优先发展的战略位置，完善人民健康促进政策"。丛书建设抓住了健康中国建设的核心要义。

提升健康素养，需要终身学习。健康素养是人的一种能力：它能够帮助个人获取和理解基本的健康信息和服务，并能运用其作出正确的判断和决定，以维持并促进自己的健康。2008 年 1 月，卫生部发布《中国公民健康素养——基本知识与技能（试行）》，首次以政府文件的形式界定了居民健康素养，我很高兴签发了这份文件。此后，我持续关注该工作的进展和成效。经过多年的不懈努力，我国健康素养促进工作蓬勃发展，居民健康素养水平从 2009 年的 6.48% 上升至 2021 年的25.4%，人民健康状况和基本医疗卫生服务的公平性、可及性持续改善，主要健康指标居于中高收入国家前列，为以中国式现代化全面推进中华民族伟大复兴奠定了坚实的健康基础。健康素养需要持续地学习和养成，丛书正是致力于此。

健康第一责任人，是我们自己。2019 年 12 月，十三届全国人大常委会第十五次会议通过了《中华人民共和国基本医疗卫生与健康促进法》，该法第六十九条提出"公民是自己健康的第一责任人，树立和践行对自己健康负责的健康管理理念，主动学习健康知识，提高健康素养，加强健康管理。倡导家庭成员相互关爱，形成符合自身和家庭特点的健康生活方式。"从国家法律到健康中国战略，都强调每个人是自己健康的第一责任人。只有人人都具备了良好的健康素养，成为自己健康的第一责任人，健康中国才有了最坚实的基础。丛书始终秉持了这一理念，能够切实帮助读者承担起自己的健康责任。

接受丛书编著邀请后，我多次听取了丛书工作委员会和人卫社的汇报，提出了一些建议，并录制了"院士说健康"视频。我很高兴能以此项工作为依托，为人民健康多做些有意义的工作。丛书工作委员会和人卫社的同仁们一致认为，这件事做好了，对提高国民特别是青少年健康素养意义重大！

2022年11月，在丛书启动会议上，我提出丛书建设要做到心系于民、科学严谨、质量第一、无私奉献四点希望。2023年9月，丛书"健康一生系列"正式出版！丛书建设者们高度负责、团结协作，严谨、创新、务实地推进丛书建设，让我对丛书即将发挥的作用充满了信心，也对健康科普工作有了更多的思考。

一是健康科普工作需把社会责任放在首位。丛书为做好顶层设计，邀请一批院士担任专家指导委员会的成员。院士们的本职工作非常繁忙，但他们仍以极高的热情投入丛书建设中，指导把关、录制视频，担任健康代言人，身体力行地参与健康科普工作。全国广大医务工作者也要积极行动起来，把社会责任放在首位，践行习近平总书记提出的"科技创新、科学普及是实现创新发展的两翼"之工作要求，把健康科学普及放在与医药科技创新同等重要的位置，防治并重，守护人民健康。

二是健康科普工作应始终心系于民。健康科普需要找准人民群众普遍关心的健康问题，有针对性地开展工作，方能事半功倍。丛书每一个系列都将开展健康问题征集活动，"健康一生系列"收集了两万余个来自大众的健康问题，说明人民群众的健康需求是旺盛的，对专家解答是企盼的。丛书组织专家对这些问题进行了认真的整理、分析和解答，并在正式出版前后组织群众试读活动，以不断改进工作，提升质量，满足人民健康需求，这些都是服务于民的重要体现。丛书更是积极尝试应用新

技术新方法，为科普传播模式创新赋能，强化场景化应用，努力探索克服健康科普"知易行难"这个最大的难题。

三是健康科普工作须坚持高质量原则。高质量发展是中国式现代化的本质要求之一。健康科普工作事关人民健康，须遵从"人民至上、生命至上"的理念，把质量放在最重要的位置，以人民群众喜闻乐见的方式，传递科学的、权威的、通俗易懂的健康知识，要在健康科普工作中塑造尊重科学、学习科学、践行科学之风，让"伪科学""健康谣言""假专家"无处遁形。丛书工作委员会、各编委会坚持了这一原则，将质量要求落实到每一个环节。

四是健康科普工作要注重创新。不同的时代，健康需求发生着变化，健康科普方式也应与时俱进，才能做到精准、有效。丛书建设模式创新也是耳目一新，比如立足不同的应用场景，面向未来健康需求的无限可能，设计了"1+N"的丛书系列开放体系，成熟一个系列就开发一个；充分发挥专业学（协）会和权威专家作用，对每个系列的分册构建进行充分研讨，提出要从健康科普"读者视角"着眼，构建具有中国特色的国民健康知识体系；精心设计各分册内容结构和具有中华民族特色的系列 IP 形象；针对人民接受健康知识的主要渠道从纸媒向互联网转移的特点，设计纸数融合图书与在线健康知识问答库结合，文字、图片、视频、动画等联动的全媒体传播模式，全方位、全媒体、全生命周期服务人民健康等。

五是健康科普工作需要高水平人才队伍。人才是所有事业的第一资源。丛书除自身的出版传播外，着眼于健康中国建设大局，建立编写团队组建、遴选与培养的系列流程，开展了编写过程和团队建设研究，组建来自全国，老、中、青结合的高水平编者团队，且每个分册都通过编写过程的管理努力提升作者的健康科普能力。这项工作非常有意义。希望未来，越来越多的卫生健康工作者能以高度的社会责任感、职业使命感，以无私奉献的精神参与到健康科普工作中，以更多更好的健康科普精品，服务人民健康。

衷心希望，通过驰而不息的建设，丛书能让健康中国、健康素养、健康第一责任人的理念深入人心，并转化为建设健康中国的重要动力，成为国民追求和促进健康的重要支撑。

衷心希望，能以大型健康科普精品丛书为依托，培养一支高水平的健康科普作者队伍，增强文化自信的建设力量，从而更好地为中华民族现代文明贡献健康力量。

衷心希望，读者朋友们积极行动起来，认真汲取《相约健康百科丛书》中的健康知识，把它们运用到自己的生活里，让自己更健康，也为健康中国建设作出每个公民的贡献！

中国红十字会会长

中国科学院院士

丛书专家指导委员会主任委员

2023 年 7 月

相约健康百科丛书

出版说明

　　健康是幸福生活最重要的指标，健康是 1，其他是后面的 0，没有 1，再多的 0 也没有意义。提升健康素养，是提高全民健康水平最根本、最经济、最有效的措施之一。党的二十大报告要求，加强国家科普能力建设，深化全民阅读活动。习近平总书记指出，科技创新、科学普及是实现创新发展的两翼，要把科学普及放在与科技创新同等重要的位置。在这一重要指示精神的指引下，人民卫生出版社（以下简称"人卫社"）努力探索让科学普及这"一翼"变得与科技创新同样强大，进而助力创新型国家建设。经过深入调研，团结广大医学科学家、健康传播专家、学（协）会、媒体、平台，共同策划出版《相约健康百科丛书》（以下简称"丛书"）。

　　为了帮助读者更好地了解和使用丛书，特将出版相关情况说明如下。

一、丛书建设目标

　　丛书努力实现五个建设目标，即：高质量出版健康科普精品，培养优秀的健康科普团队，创新数字赋能传播模式，打造知识共建共享平台，最终提升国民健康素养，服务健康中国行动落实和中华民族现代文明建设。

二、丛书体系构建

　　1. 丛书各系列分册设计遵从人民至上的理念，突出读者健康需求和

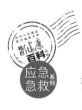

视角。各系列的分册设计经过多轮专家论证、读者健康需求调研，形成从读者需求入手进行分册设计的共识，更好地与读者形成共鸣，让读者愿意读、喜欢读，并能转化为自身健康生活方式和行为。

比如，丛书第一个系列"健康一生系列"，既不按医学学科分类，也不按人体系统分类，更不按病种分类，而是围绕每个人在日常生活中会遇到的健康相关问题和挑战分类。这个系列分别针对健康理念养成，到人生面临的生、老、病问题，再到每天一睁眼要面对的食、动、睡问题，最后到更高层次的养、乐、美问题，共设立 10 个分册，分别是《健康每一天》《健康始于孕育》《守护老年健康》《对疾病说不》《饮食的健康密码》《运动的健康密码》《睡眠的健康密码》《中医养生智慧》《快乐的健康密码》和《美丽的健康密码》。

2. 丛书努力构建从健康知识普及到健康行为指导的全生命周期全媒体的健康知识服务体系。依靠权威学（协）会和专家的反复多次研究论证，从读者的健康需求出发，丛书构建了"1+N"系列开放体系，即以"健康一生系列"为"1"；以不同人群、不同场景的不同健康需求或面临的挑战为"N"，成熟一个系列就开发一个系列。"主动健康系列""应急急救系列""就医问药系列""康养康复系列"，以及其他系列将在"十四五"期间陆续启动和出版。

3. 丛书建设有力贯彻落实"两翼论"精神，推动健康科普高质量创新发展。丛书除自身的出版传播外，还建立编写团队组建、遴选与培养的系列流程，开展了编写过程和团队建设研究，组建来自全国，老、中、青结合的高水平编者团队，并通过编写过程的管理努力提升作者的健康科普能力。丛书建设部分相关内容还努力申报了国家"十四五"主动健康和人口老龄化科技应对重点专项；以"《相约健康百科丛书》策划出版为基础探索全方位、立体化大众科普类图书出版新模式"为题，成功获得人卫研究院创新发展研究项目支持。

三、丛书创新特色

1. 体现科学性、权威性、严谨性。为做好丛书的顶层设计、项目实施和编写出版工作，保障科学性，成立丛书专家指导委员会、工作委员会和各分册编委会。

第十二届、十三届全国人大常委会副委员长，中国红十字会会长陈竺院士担任丛书专家指导委员会主任委员，国家卫生健康委员会副主任李斌、中国计划生育协会常务副会长于学军、中华预防医学会名誉会长王陇德院士、中国健康促进基金会荣誉理事长白书忠等担任副主任委员，三十余位院士应邀担任委员。专家们积极做好丛书顶层设计、指导把关工作，录制"院士说健康"视频，审阅书稿，甚至承担具体编写工作……他们率先垂范，以极高的社会责任感投入健康科普工作，为全国医务工作者参与健康科普工作树立了榜样。

人民卫生出版社、中国健康促进基金会、中国计划生育协会、中华预防医学会、中国科普研究所、全国科学技术名词审定委员会、健康报社、新华网客户端《新华大健康》等机构负责健康科普工作的领导和专家组成了丛书工作委员会，并成立了丛书工作组，形成每周例会、专题会、组建专班等工作机制，确保丛书建设的严谨性和高质量推进。

各系列各分册编委会均由相关学（协）会、医学院校、研究机构等领域具有卓越影响力的专家组成。专家们面对公众健康需求迫切，但优秀科普作品供给不足、科普内容良莠不齐的局面，均以极大的热忱投入丛书建设与编写工作中，召开编写会、审稿会、定稿会等各类会议，对架构反复研究，对内容精益求精，对表达字斟句酌，为丛书的科学性、

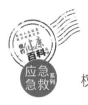

权威性和严谨性提供了可靠保证。

2. 彰显时代性、人民性、创新性。习近平总书记在文化传承发展座谈会上发表重要讲话，强调"在新的起点上继续推动文化繁荣、建设文化强国、建设中华民族现代文明，是我们在新时代新的文化使命"。丛书以"同中国具体实际相结合、同中华优秀传统文化相结合"理念为指导，彰显时代性、人民性、创新性。

丛书高度重视调查研究工作，各个系列都会开展面向全社会的问题征集活动，并将征集到的问题融入各个分册。此外，在正式出版前后都专门开展试读工作，以了解读者的真实感受，不断调整、优化工作思路和方法，实现内容"来自人民，根植人民，服务人民"。

在丛书整体设计和 IP 形象设计中，力求用中国元素讲好中国健康科普故事。丛书在全程管理方面始终坚持创新，在书稿撰写阶段，即采用人卫投审稿平台数字化编写方式，从源头实现"纸数融合"。在图书编写过程中，同步建设在线知识问答库。在图书出版后，实现纸媒、电子书、音频、视频同步传播，为不同人群的不同健康需求提供全媒体健康知识服务。

3. 突显全媒性、场景性、互动性。丛书采取纸电同步方式出版，读者可通过数字终端设备，如电脑、手机等进行阅读或"听书"；同时推出配套数字平台服务，读者可通过图书配套数字平台搜索健康知识，平台将通过文字、语音、直播等形式与读者互动。此外，丛书通过对内容的数字化、结构化、标引化，建立与健康场景化语词的映射关系，构建场景化知识图谱，利用人们接触的各类健康数字产品，精准地将健康知识推送至需求者的即时应用现场，努力探索克服健康科普"知易行难"这个最大的难题。

四、丛书的读者对象、内容设计和使用方法

参照《中国公民健康素养66条》锁定的目标人群，丛书读者对象定为接受九年义务教育及具备以上文化水平的人群，采用问答形式编写，重点选择大众日常生活中"应知道""想知道""不知道"和"怎么办"的问题。丛书重在解决"怎么办"，突出可操作性，架起大众对"预防为主"和"一般健康问题"从"为什么"到"怎么办"的桥梁，助力从"以治病为中心"向"以健康为中心"转变。

丛书是一套适合普通家庭阅读、查阅和收藏的健康科普书，覆盖日常生活中会遇到的常见健康问题。日常阅读，可以有效提升健康素养；遇到健康问题时查阅对应内容，可以达到答疑解惑、排忧解难的目的。此外，丛书还配有丰富的富媒体资源，扫码观看视频即可接收来自专家针对具体健康问题的进一步讲解。

《庄子·内篇·养生主》提醒我们："吾生也有涯，而知也无涯，以有涯随无涯，殆已！"如何有效地让无穷的医学知识转化为有限的健康素养，远远不止"授人以渔"这么简单，这需要以大型健康科普精品出版物为依托，培养一支高水平的健康科普作者队伍；需要积极推进相关领域教育、科技、人才三位一体发展，大力弘扬科学精神和科学家精神；还需要社会各界积极融健康入万策，并在此基础上努力建设健康科学文化，增强文化自信的建设力量，从而更好地为中华民族现代文明建设贡献健康力量。

衷心感谢丛书建设者们和读者们的大力支持，让我们共同努力，为健康中国建设和中华民族现代文明建设作出力所能及的贡献。

丛书工作委员会

2023 年 7 月

前　言

　　健康承载着人民的美好追求与向往，人民健康是国家发展、民族昌盛的根基，在当今社会快速发展的背景下，疾病谱系变化较快，意外事故、自然及社会突发事件等导致的伤、残甚至死亡，正日益成为危害人民群众健康的重大社会问题。突发疾病与意外伤害的救治时效性的特殊要求，决定了现场救护必须争分夺秒。尽管医学发展不断进步，仍难以满足人民日益增长的健康需求。在伤病发生的"第一现场"，"第一目击者"在"第一时间"作出迅速正确的反应，是挽救生命的关键环节，也是现场救护秉持的"三个一"理念。因此，如何提高民众应对突发疾病和意外伤害事件的能力，是时代赋予医务工作者的使命，也是医学健康事业和人类文明进步的必要基础。

　　随着健康中国行动的开展，全民健康素养显著提升，"人人学急救、急救为人人"渐成社会新风尚。湖南省在全国率先为现场救护立法，颁布了《湖南省现场救护条例》。健康科普成为人们获取健康知识的重要途径，伴随自媒体的飞速发展，各种健康信息铺天盖地，健康传播形式多样，但也存在科普知识"鱼龙混杂"、科普内容难读难懂的现象，甚至因一些错误的方式方法，导致了更为严重的后果。医学知识面向生命健康，其专业性强、容错率几乎为零，因此健康科普需要稳固专业基础、守住科学权威、提取精粹内容、体现通俗易懂、实施精准传播，最终实现健康促进。这需要科普创作者、传播者、受众的共同努力。

刘中民院士
说健康

在速度与质量并行的新时代，习近平总书记强调要把科学普及放在与科技创新同等重要的位置。重视生命健康、强化急救科普，《突发急症与意外伤害应对与急救》一书涵盖日常生活中常见的意外伤害及突发疾病的急救，包括 21 种突发疾病、20 种意外伤害、5 项现场救护必备急救技能及现场救护的相关理念知识。编写团队遵循简单易懂、精准权威、全面翔实的原则，立足急诊急救专业，从民众角度讲解重要的、实用的急救知识与常识，侧重于急救处理，击破民间"伪科学""错误偏方""健康谣言"，希望为民众提供具有科学性、通俗性、可读性的急救科普图书，真正帮助读者在紧急情况下用得上、用得好、能救伤、能救命，充分发挥急救科普图书在科学教育和健康传播中的作用，成为民众生活中自救互救宝典和家庭急救百科书。希望本书的出版能为急救科普做推广，能为全民健康作贡献。

生命所系，健康所在。人人都是"第一目击者"，让我们一起学习急救知识，掌握急救技能，关键时刻伸出援手托起生命的希望，让人人健康，健康一生！

中华医学会科学普及分会主任委员
湖南师范大学教授、博士研究生导师
湖南省急救医学研究所所长

祝益民

2024 年 4 月

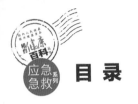

目 录

第一章　现场救护理论必修课

第二章 现场救护必备救命技能

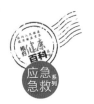

 常见突发疾病的急救

第四章 常见意外伤害的急救

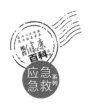

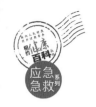

七　扭伤、高处坠落伤与交通伤　　319

第一章

现场救护理论必修课

一

现场救护
新理念

1. 什么是**现场救护新理念**

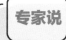

关于"救护"一词，相信大家并不陌生，但生活中一旦需要"救护"时，一定是生命健康受到了威胁，大多情况下人们紧张、害怕、着急，等待专业救护人员和救护车的到来。然而，当伤病发生之时，对于疾病和伤情急救起决定性作用的往往是在现场的"第一目击者"。因此，向广大人民群众普及现代急救护理观念和技能，显得非常重要。

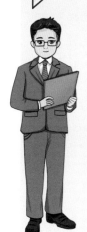

专家说

什么是现场救护

现场救护，是指在医疗区以外发生心脑血管疾病等急危重症，以及创伤、溺水、中毒等意外伤害情况时，在医疗急救机构救护前，救助人自愿对伤病员实施基础性急救、呼叫医疗急救机构或者将受助人送往医疗机构救治的行为。

现场救护的新理念

随着现代社会发展，在现代生活新模式下，利用先进的科技手段，针对急、危、重症及意外伤害，向公众普及急救与护理知识，让广大公众掌握基本的救护理念与技能，成为具备急救能力的"第一目击者"，以便在事发现场及时、有效地开展自救与互救，从而达到"挽救生命、减轻伤残"的目的，已成为现代救护的新理念。

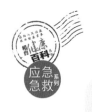

为什么现场救护理念会发生改变

现场救护传统概念仅涵盖在伤病发生现场等待急救车和专业医护人员的救护，缺乏对在现场救护伤病员的重要性和可实施性的认识，这种传统的概念可能使处在生死之际的伤病员错失"救命黄金时刻"，不符合社会发展规律和健康时代的要求。

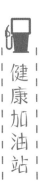

健康加油站

现场救护为什么要坚持
先"救"后"送"原则

遇到需要急救的紧急情况，要坚持先"救"后"送"的重要原则：即边抢救边等待 120 救护车与专业医护人员的到来，争取进一步救治的机会和提高救治成功率。研究证明，一些原本有生存希望的伤病员由于在现场没有被立即施救失去了进一步救治机会，大家一定要重视现场救护的重要性，否则先"送"后"救"往往会错过最佳救治时间。

（祝益民）

2. 为什么现场救护需要

全民参与

随着社会时代的发展，现场救护理念也在更新，现在更强调立足于现场的抢救。但意外不可预测，现场无处不在，人人都有可能成为突发意外伤害现场的"第一目击者"，成为挽救生命的救护者。因此，全民参与是提升我国"第一目击者"现场救护能力与水平的"终极策略"。

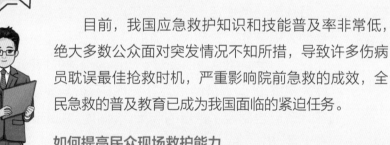

专家说

我国公众急救普及的现状

目前，我国应急救护知识和技能普及率非常低，绝大多数公众面对突发情况不知所措，导致许多伤病员耽误最佳抢救时机，严重影响院前急救的成效，全民急救的普及教育已成为我国面临的紧迫任务。

如何提高民众现场救护能力

国内外实践经验表明，普通公民进行急救培训后，可降低突发事件和灾难发生时的伤残率、死亡率，对提高生存质量有重要作用。我们每一位公民都有可能成为"第一目击者"，因此，学习并掌握急救知识和技能非常必要，这有利于提高个人健康素养及家庭生活安全，是提升公众现场救护能力的重要举措，更是体现社会文明进步的重要标志。

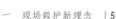

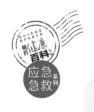

我国急救培训现状

　　有调查研究显示，现阶段我国居民对院前急救相关知识及技能的掌握与理解已经有了较大的进步，正朝着稳步提升的方向不断前进。但总体来看，当前国内对院前急救知识及技能掌握较好的，大都是受过高等教育以及从事医学领域相关工作的人群，不同年龄段人群对急救知识与技能的掌握情况也参差不齐，院前急救知识与技能普及率较低，无法满足普通群众随时随地开展紧急救治的需求。

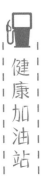

健康加油站

公众紧急救助是否有法可依

　　《中华人民共和国民法典》第一编第八章第一百八十四条规定，"因自愿实施紧急救助行为造成受助人损害的，救助人不承担民事责任"。这一条款从立法的层面豁免救助人对受救助人造成的损害，为好人"撑腰"。为鼓励和倡导普通市民参与现场救护，各地政府也制定了各自的政策。《湖南省现场救护条例》于 2020 年 11 月颁布实施，率先在全国单独立法，从法律层面倡导在公共场所等安装自动体外除颤仪（AED），明确由政府主导推动公众急救普及，引导公众树立急救意识，组织急救知识技能的学习培训，提升公民的健康意识和自救互救能力。同时，对"第一目击者"的施救行为进行法律层面的保护，推动形成"会救、敢救、能救"的社会新风尚。

（祝益民）

3. **普通民众**在现场救护中能做什么

在伤病发生现场，比急救车和专业救护人员更先到达的往往是普通民众，若他们能在伤病发生现场实施迅速、正确的救护措施，将会扭转乾坤。

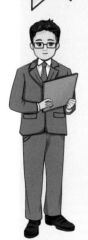

专家说

民众在现场救护中能做些什么

作为"第一现场"的"第一目击者"要先评估现场情况，注意安全，对伤病员所处的状态进行判断，分清伤情、病情的轻重缓急，不失时机地、尽可能地对伤病员进行现场救护：迅速判断致命伤；保持呼吸道通畅；维持循环稳定；对心跳呼吸骤停者立即行心肺复苏等。

现场救护中该怎么判断现场的安全

现场环境安全隐患直接威胁突发事件现场所有人员的生命安全，并影响救治质量，"第一目击者"应先排险后救护。应用视觉、听觉、嗅觉评估现场环境有无持续危险因素存在，如分辨突发事件为气体性、化学性中毒事件，应尽快隔绝毒气、化学性污染等，防止毒性气体吸入体内。火灾现场应评估是否会继续扩

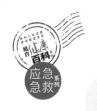

大或引起爆炸等二次损伤，坠落的电线是否仍带电等；应迅速离开通风不良的现场，避免发生吸入性损伤和窒息等。交通运输事故现场应先设置道路障碍并警示后才能施救。如现场高危因素仍存在，请保持安全距离，避免人员伤害，并立即拨打"120、110、119、999"等紧急电话。

现场救护中如何进行自我保护

"第一目击者"应对现场环境、自身救助能力、自我保护能力及客观救助条件进行评估，确认现场无危险后方可采取下一步行动。救助疑似传染病患者时要戴好口罩，接触患者体液、血液时要戴好手套或其他保护屏障，操作中避免尖锐物体扎伤自己，救护结束后洗手。对于出血的开放性伤口，不要去除血液浸透的绷带，应添加更多敷料和绷带加压包扎。特殊情况下或面对恶意行为时，施救者应保持冷静，拨打"120、110、119、999"等紧急电话并保持安全距离，切忌进入现场，待其他专业人员（如消防人员、公安人员、急救医生与化学专家组成的救援组）排除危险、确保安全后方可施救。

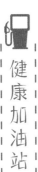

健康加油站

现场救护中如何保护伤病员安全

对于伤病员而言，不必要的搬动或活动可能是很危险的，除非有紧急情况（如处于火灾、洪水现场或现场正发生有毒气体泄漏）。随意移动伤病员可能造成额外的伤害、疼痛，使情况复杂化，甚至引起更严重的后果。

（祝益民）

现场救护
"三个一"

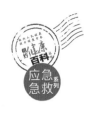

4. 为什么"第一目击者"比医生还重要

关键词

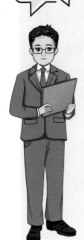

"第一目击者"现场救护

　　"第一目击者"这个词起源于 20 世纪的欧美国家，这类人群主要学习以救命为主的基本急救知识和技能，经过规范培训、通过考试获得证书后，就可以在现场对伤病员开展救护工作，随后，"第一目击者"逐渐成为志愿者队伍中重要的成员。他们在专业的医护人员赶到之前为伤病员提供应急性救护，可最大程度避免死亡、减轻伤残，因此，懂得急救的"第一目击者"可能比医生还重要，是民众开展"自救、互救与他救"时的重要力量。

什么是"第一目击者"

　　"第一目击者"的英文写法是"first responder"，现指意外发生后，处于现场并且第一个作出反应并对伤病员采取急救行动的人。这类人并不专指医生，可以是患者（伤者）身边的任何人。

"第一目击者"的培训教育

　　现场救护只有做到全民培训才有可能实现全民参与。目前，许多学术团体、社会组织、志愿者团体、公益组织、企事业单位等都在积极推动急救科普教育，我国各级红十字会、各类专业协会与医疗卫生机构等都在开展相关的科普与培训工作，有兴趣学习的民众可通过以上渠道进行报名咨询。

健康加油站

现场救护"三个一"理念

　　针对我国当前全民急救知识与技能普及率较低的严峻现状，编者团队首次提出现场救护"三个一"理念（图 1），即"第一目击者、第一现场、第一时间"，强调在伤病突发的"第一现场"，由"第一目击者"在"第一时间"作出正确而迅速的反应，它是有效实施初步紧急救护措施的基础，其目的是挽救生命、阻止伤病情进一步恶化、减轻伤病员的痛苦。

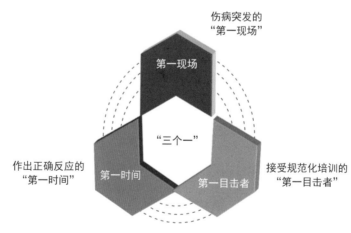

图 1　现场救护"三个一"理念

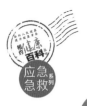

健康云课堂

什么是现场救护"三个一"理念

（陈　芳）

「第一时间」救治时效

5. 为什么要把握 "第一时间"

疾病急性发作和意外伤害的发生情况各种各样，具体的最佳救治时效也各不相同，救治时效的意义也不同，有的时效决定的是生死，有的时效决定的是治疗效果和预后。只有把握住最佳救治时间，才能有效减少伤病员的死亡和伤残。

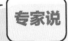

什么是"第一时间"

在现场救护"三个一"理念中，"第一时间"是指在医疗区以外发生急性威胁生命的疾病与事件，决定伤病员生死的最佳救治时间，这段时间可以进行判断

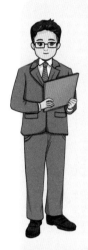

识别、紧急呼救和初步急救，也就是从时间维度上强调"时间就是生命"。

"第一时间"有何意义

"第一时间"不仅是一切伤病急救开始的基础，也是急救链上独立而关键的环节，第一时间救治质量的优劣直接决定伤病员的生存与否，任何失误和延误均可导致不良预后。正确判断病情、评估病情才能使现场救护有的放矢。

"第一时间"可以做些什么

（1）判断识别：正确判断病情、评估病情，对现场救护至关重要。"第一目击者"可以通过周围的环境、人员（伤病员或家属）、受伤的部位等判断受伤的原因及病情。对于清醒的伤病员，应通过与其交流了解突发意外伤害的原因及情况；意识不清或昏迷者，则应通过旁观者、伤病员家属或查看是否携带病历信息卡片等发现线索，进行初步判断。

（2）紧急呼救：观察伤病员的意识、呼吸、脉搏、心跳、肢体活动度、面色及皮肤颜色与温度改变等判断损伤程度，轻拍伤病员肩部并大声呼叫"您怎么了"，评估患者的反应。发现伤病员无反应、无意识及无呼吸，要紧急呼救，施救者应立即或指派现场某人拨打"120"急救电话。

（3）初步急救：初步急救时间是决定现场救护效果的关键。

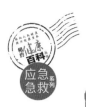

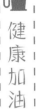

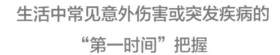

生活中常见意外伤害或突发疾病的
"第一时间"把握

心搏骤停的"黄金急救时间"是 4~6 分钟;"白金十分钟"是决定创伤急救成功率的关键时间;气道异物阻塞如不立即解除,在 4~7 分钟内可引起呼吸心搏骤停;淹溺从发生到死亡为 4~10 分钟;食物中毒须在 1~2 小时内催吐,防止人体进一步吸收有毒物质;被毒蛇咬伤后,毒素 3~5 分钟即可被人体吸收……这些都是需要紧急把握的"第一时间"。

（陈 芳）

6. 为什么确认伤病
"第一现场" 的安全很重要

伤病发生现场往往形势复杂、情况多样,甚至因现场环境所导致的伤害与风险层出不穷,现场安全应作为现场救护的核心。环境安全隐患直接威胁突发事件现场所有人员的生命并影响救治质量,"第一目击者"应先排除现场环境险情后再行救护。

专家说

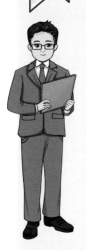

什么是"第一现场"

"第一现场"是指在医疗区以外的任何地方，包括家庭、路途、公共场所等出现急性心脑血管疾病、创伤、溺水和中毒等意外伤害事件的地点。80%突发急症的"第一现场"在家庭或社区。

"第一现场"的救护原则

无论是在家中、公共场所等环境，还是在情况复杂危险的事故现场，现场救护的总原则是采取及时有效的急救措施，来最大限度地降低死亡率，减轻患者的痛苦，降低致残率，为医院进一步救治打好基础。

（1）安全第一原则。

（2）先抢后救原则。

（3）先救命后治伤原则。

（4）先重后轻原则。

（5）急救与呼救并重原则。

（6）先止血后包扎、固定和搬运原则。

（7）先处置后转运原则。

（8）先分类后运送原则。

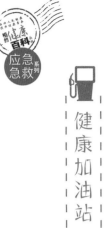

生活中常见不同伤害与灾害的现场把握

（1）中暑：快速降温是中暑现场救护的首要措施。

（2）淹溺：淹溺的生存链有 5 个关键环节，包括预防、识别、提供漂浮物、脱离水面、现场急救。

（3）电击与雷击：应立即切断电源，不要用手直接拉触电者，可用竹竿、木棒等绝缘物挑开电线，或戴上绝缘手套或用干燥衣物包在手上切断电源，并拨打"120"。确定伤者脱离电源后方可靠近。

（4）地震灾害：目击者首先拨打"120"与"119"，确认环境安全后根据情况施救。

（5）火灾：迅速脱离火灾现场，以"先救人，后救物"为原则，一边疏散人员（楼房内人员沿楼梯右侧向下逃生），一边按下火灾报警器并拨打"119"。

（6）烧伤：立即脱离烧伤源，检查危及生命的情况。

（7）交通事故：应首先判断交通事故现场是否安全，接着判断伤情，根据患者受伤情况进行施救。

（陈　芳）

三

"神秘"的
救护车

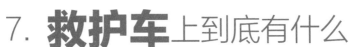

7. **救护车**上到底有什么

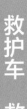

在我国，从娃娃时期就开始培养"急救要叫救护车"的意识，救护车是一种让人好奇的交通工具，车上到底有什么呢？救护车是用于紧急医疗服务以及突发公共卫生事件医疗救援的机动车辆，具有驾驶室、医疗舱、双向无线通信装置，以及必要的抢救、抢险、防疫或转运设备。一辆救护车相当于一个移动的重症医学病房（ICU），除了医疗设备的配置，还必须有医生、护士、医疗救护员、担架员及驾驶员随车。

救护车有哪些种类

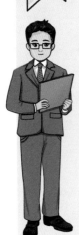

救护车根据其功能和用途，分为三类，分别为运送型救护车、监护型救护车和防护型救护车。我们常见的大部分为运送型救护车；监护型救护车一般在运输途中都会有急救的需求；防护型救护车是在传染病疫情中常用的车型。

运送型救护车：装备有医疗舱及基本医疗救护等设施，是主要用于运送非危重患者的救护车。

监护型救护车：装备有医疗舱及基本医疗救护设施和急救、监护等设施，可对危重患者进行救治、监护转运的救护车。

防护型救护车：装备有医疗舱及负压、消毒、防护隔离等设施，是用于救治、监护和转运传染病患者的救护车。

救护车上有哪些救护设备

救护车的标准救护装备通常包括但不限于以下：

（1）患者搬运装备（如各式担架）。

（2）肢体和上脊柱固定设备（如夹板和颈托）。

（3）供氧/呼吸装备（如氧气瓶）。

（4）诊断设备（如血压计、体温计、手电、听诊器和心电图机等）。

（5）循环设备（如注射器、输液器和输液支架等）。

（6）抢救生命设备（除颤仪、心电监护仪等）。

（7）绷带包扎和护理设备（如伤口处理材料、呕吐袋、无菌手套等）。

（8）个人防护设备（基本防护服、安全防护手套等）。

（9）救援和防护材料（清洁和消毒材料、简单急救工具套装等）。

（10）通信器材（如无线通信设备）。

（11）成套器械包（如待产包、导尿包、清创包等）。

（12）抢救药品等。

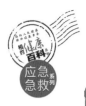

健康加油站

救护车要收费吗

救护车是需要收费的。因为救护车作为一种特殊的医疗服务，是有成本的，包括但不限于救护车的使用费、医护人员出诊费、急救设备的使用费等，另外也是为了提高救护车的使用门槛，避免滥用资源。救护车费用一般先送后收，可收取凭证报销。但是急救中心（站）和急救网络医院必须按照国家有关规定收取院前医疗急救服务费用，严禁擅自提高收费标准、重复收费，不得因费用问题拒绝或者延误院前医疗急救服务。

（蒋 宇）

8. 为什么要**主动避让**救护车

如果您在路上听到伴随着警示灯闪烁的"呜呜呜呜"声，那可能是救护车正在紧急赶往呼叫的事故（伤病）现场。我们会发现所有的交通要道都会为它放行，在保证安全的情况下，救护车甚至可以闯红灯。因为，就像奔赴火灾现场的消防员一样，救护人员也需要争分夺秒。

专家说

为什么有的救护车车身上的"AMBULANCE"反过来写

救护车的英文名是"AMBULANCE"，但是在有的救护车车身上是反过来写的，是为了让前面的汽车司机通过后视镜直接看到方向正确的单词，从而迅速让道。

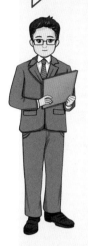

救护车可以一直使用警报器吗

救护车执行任务时应严格遵守《中华人民共和国道路交通安全法》，酌情使用警灯、警报器。非执行紧急救护任务时，救护车不得使用警报器、标志灯具，不享有道路优先通行权。

不礼让救护车，会不会受到处罚

根据《中华人民共和国道路交通安全法》第五十三条第一款的规定，警车、消防车、救护车、工程救险车执行紧急任务时，可以使用警报器、标志灯具；在确保安全的前提下，不受行驶路线、行驶方向、行驶速度和信号灯的限制，其他车辆和行人应当让行。若不礼让救护车，根据《道路交通安全违法行为记分管理办法》第十一条第四款规定，将一次性记3分。

同时，还有一种情况应当注意，根据《中华人民共和国道路交通安全法》第四十三条，同车道行驶的机动车，后车应当与前车保持足以采取紧急制动措施的安全距离，前车为执行紧急任务的警车、消防车、救护车、工程救险车的，不得超车。

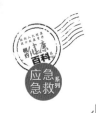

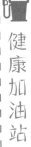

救护车可以不控制速度吗

救护车在紧急救援途中，可以不受速度限制，但要注意的是，在行驶速度过快时，驾驶人的视野严重变窄，车速越高，视野变窄得越严重，这就使驾驶人难以全面感知交通信息，且在超速行驶时车辆的稳定性变差，制动距离加大，存在较大的安全风险。抢救患者争分夺秒，但仍需保证驾驶安全，否则得不偿失。

（蒋　宇）

第二章

现场救护必备救命技能

一

正确拨打
急救电话

1. 为什么急救电话被称为
生命热线

在紧急医疗情况下，急救电话是连接普通民众和专业救援服务的关键通道。它不仅是一个简单的通信工具，更是一个在生死攸关时刻能够提供即时帮助的救命线，因此又被称为"生命热线"。这些电话号码（如中国的"120"、美国的"911"）使公众能够在遇到紧急医疗、火灾、犯罪事件或其他危急情况时，迅速联系到救援服务。它们的存在极大提升了紧急事件处理的效率和效果，挽救了无数生命。

专家说

急救电话是怎样诞生的

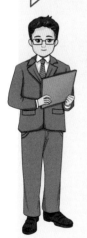

急救电话的概念起源于 20 世纪中叶，当时公众需要一种快速有效的方式来报告紧急事件和寻求援助。最初，这些电话服务主要用于报告火灾和重大犯罪事件。随着时间的推移，急救电话服务逐渐扩展，包括医疗紧急情况、交通事故、自然灾害等多种情况。各国建立了自己的紧急电话号码系统，并通过法律确保这些服务的高效运行。例如，中国的"120"急救电话成为公众在遭遇医疗紧急情况时呼救的主要渠道。

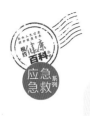

急救电话能做些什么

当公众拨打急救电话时，呼叫会被转接到 120 指挥调度中心。调度员会迅速评估情况，并根据所报告的紧急情况类型就近派遣相应的救援服务。在等待救援到来的同时，调度员还会提供必要的指导和支持，帮助报告人处理紧急情况。

急救电话在救援中有哪些作用

急救电话能更快速、准确地动员和分配救援资源，在关键时刻挽救生命，其设立极大地提高了紧急救援的时效性和有效性。此外，在特别紧急的情况下，调度员可以通过语音或者视频等方式进行急救指导，如指导施救者使用心肺复苏和海姆立克急救法（又称"腹部冲击法"）等，提高院前抢救成功率。

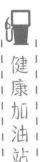

健康加油站

在紧急情况下如何正确使用急救电话

正确使用急救电话是确保得到及时救援的关键。首先，需要冷静地拨打当地的急救电话，并清晰地报告等待救援的位置和紧急情况的细节。其次，按照调度员的指示提供可能的救助，如进行简单的急救处理。此外，确保电话畅通，以便接收进一步的指导或救援团队的联系。在等待救援期间，尽量保持镇定，并采取措施保护自己和等待救援者。

（周瑾容）

2. 为什么**急救电话**
不能随便打

急救电话（如中国的"120"）是在紧急情况下寻求帮助的关键途径。在出现意外事故急需治疗或者其他情况需要请求医疗帮助时拨打。正确使用急救电话至关重要，不合理使用会导致救援资源的浪费，甚至可能威胁到他人的生命安全。公众需要了解什么情况下应拨打急救电话，并认识到滥用这些电话的严重后果，以确保这些宝贵资源能够用于真正需要的紧急情况。

急救电话滥用后果是什么

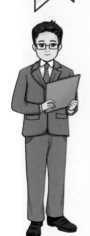

急救电话作为公共安全工具，用于在紧急情况下提供快速响应和救援服务。电话线路应保持畅通，以便在危急时刻迅速响应。然而，当这些电话被滥用时，可能会出现以下问题。

（1）资源浪费：每个恶作剧或非紧急的呼叫都占用了调度员的时间和精力，这些资源本可以用于处理真正的紧急情况。

（2）响应延迟：因为滥用电话，真正的紧急呼叫可能无法及时得到回应。在紧急医疗情况下，这种延迟可能导致严重后果，甚至是生命损失。

急救电话 滥用风险 紧急资源 社会责任

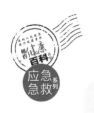

（3）道德和社会责任：社会成员有共同的责任确保紧急服务资源得到合理使用。滥用急救电话意味着忽视了这种社会责任，可能导致他人生命安全受到威胁。

（4）法律责任：在许多国家和地区，恶意滥用急救电话是违法的，可能会受到罚款或其他法律制裁。根据《中华人民共和国治安管理处罚法》第二十三条规定，扰乱机关、团体、企业、事业单位秩序，致使工作、生产、营业、医疗、教学、科研不能正常进行，尚未造成严重损失的，处警告或者 200 元以下罚款；情节较重的，处 5 日以上 10 日以下拘留，可以并处 500 元以下罚款。第二十五条规定，散布谣言，谎报险情、疫情、警情或者以其他方法故意扰乱公共秩序的，处 5 日以上 10 日以下拘留，可以并处 500 元以下罚款；情节较轻的，处 5 日以下拘留或者500 元以下罚款。因此，恶意滥用急救电话，扰乱正常的医疗秩序，将受到我国治安管理处罚。

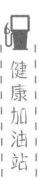

健康加油站

什么情况下应拨打急救电话

在医院之外（家中、公共场所、野外等）只要发生以下情况，应该立即拨打"120"进行呼救。

（1）突发疾病：如患者出现剧烈胸痛、神志障碍、呼吸困难、偏瘫、抽搐等急危重症的表现，或孕妇即将分娩等情况。

（2）意外伤害：因车祸、溺水、中毒或刑事案件等原因导致有人严重受伤。

（3）突发事件：发生火灾、地震、房屋坍塌等灾难事故。

（4）其他突发因素导致生命健康出现重大问题。

（周瑾容）

3. 为什么说打急救电话是个

技术活儿

在紧急医疗、火灾、犯罪或其他重大紧急事件中，急救电话（如"120"）是救援和求助的关键通道。我们不仅要知道何时拨打急救电话，更需要高效的沟通和迅速反应。掌握良好的沟通技巧、提供准确的信息、保持冷静，以及理解紧急情况下的行为准则，不仅能提高救援的效率，还可以体现社会责任。

 专家说

打急救电话的技术要点

（1）识别紧急情况：识别何时需要拨打急救电话是关键。非紧急情况的误拨会占用救援资源，并可能导致真正的紧急情况得不到及时处置。

（2）有效沟通的重要性：在紧急情况下，有效的沟通至关重要。提供清晰、准确的信息，有助于调度员快速派遣合适的救援资源。

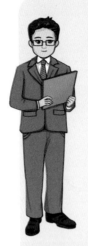

（3）关键信息的提供：在拨打急救电话时，需提供包括受伤者的状况、具体位置、身份信息等关键数据。

（4）紧急指导的遵循：接线员可能会提供初步的急救指导，遵循这些指导可能在救援到达之前实施快速有效的救治。

（5）保持冷静的必要性：在紧急情况下保持冷静有助于更有效地传达信息，并按照接线员的指导采取行动。

（6）后续跟踪的重要性：在某些情况下，救援人员可能需要额外信息或指引，以便快速到达现场。

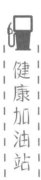

健康加油站

如何正确拨打急救电话

当现场无其他人员时，应首先进行呼救，获得其他人员的帮助。如有他人在场应分工协作，有人专门拨打"120"，有人帮助患者，若有可能，尽快取来附近的急救器材。正确拨打急救电话的注意事项如下：

（1）拨打电话时，须保持冷静，讲话清晰、简练。

（2）介绍最主要的病情，涉及较多人员时，应说明事故原因以及需要救治的大致人数。

（3）讲清详细地址，包括地区、乡镇、道路、小区名称、楼栋号、单元号及门牌号等。

（4）留下有效的联系号码并保持手机畅通，方便急救医生及时联系，必要时给予相应的急救指导。

（5）做好必要的准备，准备好看病所需的资料、日常生活用品等。

（6）有条件者安排人员在路口等候救护车，以便引领急救人员快速到达患者身边。

（7）若患者病情好转不需要急救，请及时告知"120"接线员，以免占用宝贵的急救资源。

（8）在接线员说"可以挂断电话"前应保持通话，以便提供更多信息或获取进一步指导。

（周瑾容）

二

心肺复苏与
"救命神器"
——AED

4. 为什么**心肺复苏**如此重要

心肺复苏是一种关键的紧急医疗技术，它在全球范围内被广泛认为是救命的基本技术，并且是人人都能学习掌握的一项急救技能，因此非常重要。

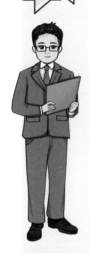

专家说

什么是心肺复苏

心肺复苏是指采用徒手和（或）辅助设备等人工方式来维持心搏骤停患者人工循环和呼吸的、最基本的抢救方法，包括胸外心脏按压、开放气道、人工通气、电除颤以及药物治疗等，目的是尽快促使自主循环恢复。

心肺复苏的作用及其重要性

（1）心肺复苏的必要性：心搏骤停是全球范围内的重大健康危机之一，且大部分发生在院外，有效的心肺复苏是抢救心搏骤停患者的重要措施。

（2）心肺复苏的生命救援作用：心肺复苏能够在心搏骤停时立即提供必要的生命支持，通过手动胸外按压和人工呼吸来模拟心脏和肺的功能，维持血液循环和氧气输送至关键器官。

（3）救援时间窗口的重要性：在心搏骤停发生后的 4~6 分钟内进行心肺复苏，可以显著增加患者的生存率。同时，以最快速度取到可及的 AED，将提高救治成功率。

心肺复苏　救命技术

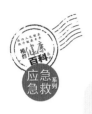

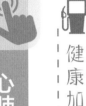

健康加油站

（4）普及教育的必要性：由于心肺复苏可以由非专业人士执行，因此其教育和普及对于公众健康尤为重要。社区、学校和工作场所的心肺复苏培训可以极大地增加在紧急情况下提供有效救助的可能性。

为什么心肺复苏越早进行越好

相关研究表明，80% 以上的心搏骤停发生在医院之外，心搏骤停的"黄金急救时间"为 4~6 分钟，心肺复苏应在心搏骤停后立即进行，每延误 1 分钟成功率将下降 7%~10%，超过 10 分钟，抢救存活的可能性几乎为零。

（陈 芳）

5. 心肺复苏到底该**怎么做**

随着健康中国行动的推动与健康知识的普及，人民的健康素养逐步提升，包括心肺复苏在内的各种急救技能被越来越多的人了解和掌握，那么心肺复苏具体该怎么操作呢，我们一起学习一下。

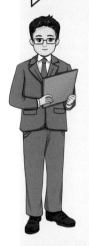

心肺复苏的操作步骤

（1）评估环境：确定环境对患者和施救者是否安全，不主张冒险救人。

（2）快速识别和呼救。

1）判断意识：将患者取仰卧位放在硬质的平面上，施救者跪于患者一侧，对成人双手拍打其双肩，呼唤患者左右耳各 1 次（"你怎么了？"）；婴儿可拍击其足底。如患者对呼唤及拍打无反应，婴儿不能哭泣，可判断其为无意识。

2）呼救援助：表明自己的施救身份，指定专人呼叫"120"、指定一人取 AED，请会急救的人员进行协助。

（3）迅速评估脉搏和呼吸：触摸大动脉有无搏动，同时观察胸廓前壁有无起伏的呼吸运动、面部和嘴唇颜色，时间控制在 5~10 秒，数"1 001、1 002……1 007"。若发现患者无动脉搏动、无胸廓起伏、面色苍白，则提示心跳呼吸停止，应立即开始胸外按压。

（4）进行 30 次胸外按压。

（5）开放气道。

1）清理口腔：检查并清除口腔分泌物，包括取下活动义齿。

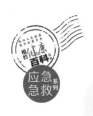

　　2）打开气道：常采用仰头抬颏法开放气道，一手小鱼际（手掌小指侧）置于患者前额向后下方压迫，使头后仰；另一手食、中指在靠近颏部的下颌骨下方，将颏部向前抬起。

　　（6）进行 2 次人工呼吸：开放气道后，立即进行 2 次口对口或口对面罩人工呼吸，此时暂停胸外按压。

　　（7）AED 的使用：优先使用 AED，随到随用。AED 的使用方法详见下文。

　　（8）循环与评估：胸外按压与人工呼吸比按照 30∶2 为一个循环，每 5 个循环（约 2 分钟）重新评估 1 次，需要判断意识、脉搏、呼吸和面色是否恢复。若无呼吸、脉搏，则继续进行心肺复苏，直至专业救援人员到达；有脉搏，无呼吸，进行人工呼吸；有呼吸、脉搏，无意识（呼之不应）摆成侧卧位；有脉搏、呼吸及意识（呼之有反应），则检查身体，等待专业救援人员到达。

（陈　芳）

6. 高质量心肺复苏要掌握哪些要点

　　高质量的心肺复苏是增加心搏骤停患者存活率的关键所在。这涉及准确的技术执行，包括适当的按压深度和频率、有效的人工呼吸以及持续无间断的操作等。了解并精准执行心肺复苏的每个步骤，将有效提高抢救成功率。

专家说

高质量胸外按压的关键要点

（1）患者体位：将患者置于硬质平面上，摆正其身体使其取仰卧位，头颈躯干位于同一直线。

（2）按压部位：胸骨下半段或两乳头连线中点。

（3）按压动作：双手掌根重叠，十指相扣，双臂绷紧垂直压在按压部位，上身前倾，借助上半身的重力有节律地按压。注意不要冲击式按压，手掌不离开胸壁（图2）。

（4）按压深度及频率：按压深度为5~6厘米；按压频率为100~120次/分；下压与放松的时间比为1：1，按压后保证胸廓完全回弹。

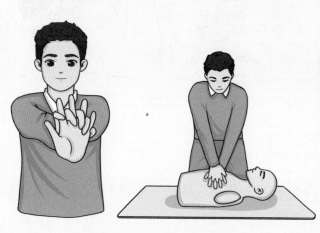

图2 胸外按压的手势与动作

高质量人工呼吸的关键要点

口对口人工呼吸：施救者打开患者气道后，用方才压住患者前额的手捏紧患者鼻孔，正常吸气后用口唇包住患者的口，平缓向患者口中吹气1秒，见患者胸廓起伏即为有效的人工呼吸，一次吹气完毕后，松开捏鼻的手，离开患者的口1秒，接着做第二次吹气（图3）。

人工呼吸时可选择纱布或者透气的布料等隔离，切勿使用纸巾，防止湿化掉落至气道引起窒息。吹气时无须过深、过快、过长，避免过度通气。

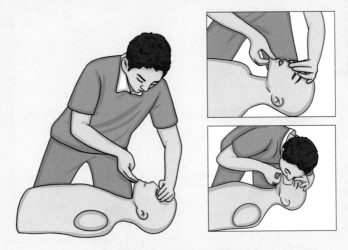

图3　口对口人工呼吸

高质量心肺复苏的注意事项

（1）在确保自身和伤病员安全前提下，遵循就地抢救的原则，若有危险，迅速转移到最近的安全地进行施救。

（2）判断患者有无反应时，应拍击伤病员的双肩，而不要拍头、拍胸和踢身体等其他刺激方式。

（3）对怀疑脊椎（颈椎）受伤者在翻转患者体位或开放气道时注意保护脊椎（颈椎）。

（4）尽可能减少胸外按压的中断，尽量将中断控制在 10 秒钟之内。

（5）不随意挪动患者。

（6）转运没有复苏成功的患者时，中途不要停止心肺复苏。

（7）尽早使用 AED。

（8）施救建议坚持 30 分钟以上，在触电、低温等情况时可坚持更长的时间。

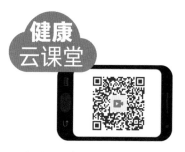

怎样把握高质量心肺复苏的关键要素

（陈　芳）

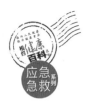

7. 为什么要尽量减少 胸外按压中断时间

心肺复苏的每一个步骤都非常重要，尤其是持续性的胸外按压。在复苏过程中，应尽可能地减少胸外按压中断的次数和时间，每次中断的时间建议不超过 10 秒钟，使胸外按压的时间占到全部抢救时间的 60% 以上，这样可有效提高心肺复苏的质量和抢救成功率。

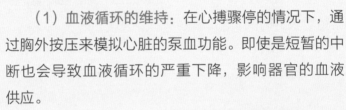

心肺复苏连续按压的重要性

（1）血液循环的维持：在心搏骤停的情况下，通过胸外按压来模拟心脏的泵血功能。即使是短暂的中断也会导致血液循环的严重下降，影响器官的血液供应。

（2）脑部供氧的必要性：大脑缺氧超过 6 分钟可能会造成不可逆的脑损伤。因此，持续的胸外按压对于维持足够的大脑供氧至关重要。

（3）血流动力学的影响：中断心肺复苏会迅速降低胸腔内的压力和血流动力学状态，从而减少血液流向心脏和大脑的量。

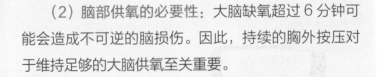

什么情况下需要中断胸外按压

抢救过程中，如评估脉搏和呼吸、开放气道、人工呼吸、电除颤和换人施救等情况需要中断胸外按压，但应尽量将中断时间控制在 10 秒钟以内，将有利于提高抢救成功率。

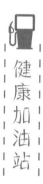
健康加油站

如何有效执行心肺复苏并减少胸外按压中断时间

（1）快速识别和反应：在心搏骤停的情况下迅速开始心肺复苏，并尽量减少中断时间。

（2）标准化的操作流程：遵循标准化的心肺复苏流程，包括胸外按压的位置、深度和频率。

（3）团队合作：在有多个施救者的情况下，有效的团队合作可以帮助减少因疲劳或技术转换导致的心肺复苏中断。

（4）定期的培训和演练：定期参加心肺复苏培训和演练，以提高技能和耐力，减少执行中的错误。

（5）使用辅助设备：如有条件，使用 AED 等辅助设备，以提高心肺复苏的效率和效果。

（陈　芳）

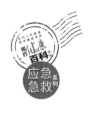

8. 为什么公共场所需要

AED

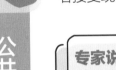
AED 是一种可以快速部署、一站式使用的小型心电分析除颤仪，因其具有操作简便、节律自动分析、自动除颤的特点，使心搏骤停患者接受现场非医疗人员及时的电除颤成为可能。

专家说

为什么公共场所需要 AED

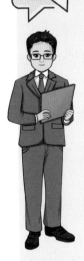

相关调查发现，80% 以上的心搏骤停发生在医院之外，如机场、高铁站、地铁站、大型商场超市、公园、健身房，养老机构等，人流量大且密集，心血管系统疾病患者在拥挤场所发病的风险也相对更高。在所有心搏骤停患者中，80%~90% 初始表现为心室颤动（室颤），室颤是心律失常中最严重的类型，患者发病突然、进展迅速，发病 10 余秒即可出现晕倒，甚至昏迷，数分钟即出现脑组织不可逆的损伤，立即进行电除颤是此类患者的首选治疗方案。因此，AED 在公共场所的覆盖对于公共健康和安全至关重要，既可以为心搏骤停患者争取更多"黄金急救时间"、提供有效救治，同时还可以提高全民急救意识。

什么时候需要使用 AED

当我们发现一位患者倒地，并且通过判断患者无反应、无心跳及呼吸时，就应立即获取 AED，并随到随用。至于患者是否需要除颤，AED 在连接患者后会自行做出判断，我们遵照 AED 的指示完成操作即可。

AED 使用是否安全

AED 是非常安全的医疗设备，当将 AED 电极片贴在患者相应位置时，AED 会自动识别患者心律，并给出建议除颤或者不建议除颤的提示，当设备提示不建议除颤时，即使操作人员误触碰了放电按键，AED 也不会对患者放电。

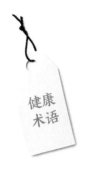
健康术语

电除颤

电除颤的原理是通过 AED 或其他除颤设备提供一定强度的电击，以恢复心脏的正常节律。这种干预措施是心搏骤停抢救中最有效的方法之一，特别是在室颤情况下，及时的电除颤对患者的生存率有着重要影响。

（肖薇薇）

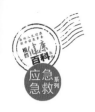

9. 为什么 AED 被称为

"救命神器"

在公众场所部署 AED 已成为现代急救措施的标准配置。AED 可以自动分析心律并在必要时提供电击，以恢复心脏的正常节律。其设计简单易用，即使非医疗人员也能在紧急情况下迅速使用，从而极大地提高心搏骤停患者的生存概率。

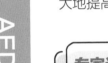

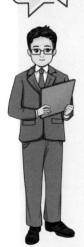

怎么使用 AED

在为心搏骤停患者进行抢救时，若取到 AED 应马上使用。尽量双人操作，一人徒手心肺复苏，另一人操作 AED。首先开机待 AED 自检完成后，根据语音提示按步骤操作。

（1）开（图 4①）：将 AED 置于患者头侧，打开电源开关。

（2）贴（图 4②）：按照电极片提示，将其贴在患者裸露的皮肤上（确保患者胸部皮肤干燥）。

（3）连（图 4③）：连接电极导线，AED 将自动分析患者心律（分析时确保无人接触患者）。

（4）除（图 4④）：语音提示"建议除颤"时，确保无人接触患者后，按下放电按钮。

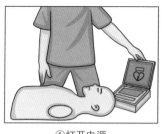
①打开电源

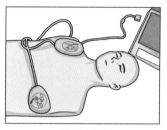
②贴电极片

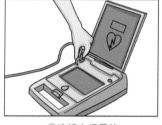
③连接电极导线

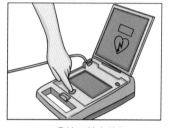
④按下放电按钮

图 4 AED 的操作步骤

使用 AED 有哪些注意事项

（1）使用 AED 完成除颤后立即从胸外按压开始进行心肺复苏。

（2）若 AED 报告"不建议除颤"时，立即用 5~10 秒评估患者的脉搏和呼吸，判断是否复苏成功。若没成功，立即从胸外按压开始心肺复苏；若成功，在救援人员到达现场前，不应撤除 AED，应持续监护，等待救援。

（3）AED 工作后，无论是否除颤，都不可关机或移动，因为它能保持监测状态，每 2 分钟自动进行心律分析，可根据语音提示进行下一步操作。

（肖薇薇）

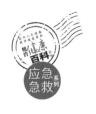

10. 为什么 AED **放电时** 不能触碰患者

AED 是救治心搏骤停的关键设备。在 AED 进行除颤放电时，为了确保救援者和患者的安全，严禁触碰患者。这是因为放电过程中，电流会通过患者的身体，若有人接触患者，可能会导致电流传导给施救者，影响除颤效果的同时可能造成安全风险。正确使用 AED 并遵守安全准则，对于提高患者生存率和保证现场安全至关重要。

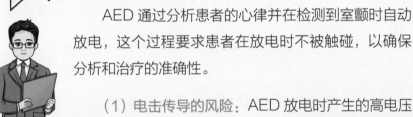

专家说

AED 放电时为什么不能接触患者

AED 通过分析患者的心律并在检测到室颤时自动放电，这个过程要求患者在放电时不被触碰，以确保分析和治疗的准确性。

（1）电击传导的风险：AED 放电时产生的高电压可以通过人体传导。若有人在放电时触碰患者，电流可能传导至其身上，造成安全风险。

（2）除颤效果的影响：接触患者可能会导致电流分散，降低除颤效果，减少电击恢复正常心律的可能性。

AED 在分析心律时为什么不能接触患者

在 AED 分析心律时接触患者会干扰分析，可能导致分析结果出现偏差，从而影响判断，耽误抢救。

AED 使用的安全操作指南

（1）提高急救意识：掌握急救的相关知识是社会发展所需，也是新时代每个公民立足社会的必备技能和基本素养。通过急救培训，大家可以更好地了解 AED 使用的时机和必要性。

（2）第一时间找到 AED：公共场所一般会明确标明 AED 的放置位置，以便大家在紧急情况下可以迅速找到。大家平时可多关注公共场所如机场、地铁站、商场 AED 的存放位置。

（3）AED 操作培训：大家应参加 AED 使用的急救培训，尤其是实际操作的培训。

（4）AED 使用流程：在紧急情况下，遵循 AED 的指示进行操作，并确保分析心律和放电时周围无人接触患者。

（肖薇薇）

气道异物梗阻急救
与创伤现场急救

11. 为什么果冻、花生等会成为家长们**担忧的食物**

呼吸道如有异物阻塞，会导致气流受阻，从而出现一系列临床症状，如肌肉痉挛、咳嗽不止等，甚至危及生命。常见的异物主要为果冻、花生等食物，以及呕吐物、痰液、血液、牙齿等。神志清醒的轻微气道异物梗阻患者，可通过咳嗽等方法咳出异物，而当出现严重气道梗阻时，短时间内可窒息死亡。气道异物梗阻在儿童意外伤害中最常见。

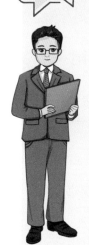

专家说

生活中易引起气道异物梗阻的食物有哪些

（1）对于咀嚼、吞咽能力不好的孩子来说，果冻是吸着吃的，且质地很滑，大小适中，像一个有弹力的"软木塞"一样，容易顺着舌头滑向喉咙，甚至可能出现直接滑入气管的危险情况；一旦卡在气管里，"进退两难"。

（2）包含硬糖在内的糖果很难融化，含在嘴里的时间长，表面又特别滑；橡皮糖像果冻一样，含有大量的果胶，具有弹性、韧性，所以不易咬碎，孩子吃这些糖果一不小心就可能被噎住。

（3）花生、核桃、瓜子、开心果、杏仁等坚果，坚硬、体积小、表面滑溜不容易咬，对孩子来说也是易被噎住的食物。

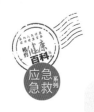

（4）樱桃、番茄、葡萄、荔枝和樱桃等小巧且形圆的整颗水果，容易被孩子整颗吞下，卡住喉咙。

为什么小儿进食容易发生气道梗阻

（1）婴幼儿、儿童牙齿发育不完善，无法将食物充分嚼碎。

（2）咽喉要道的"交通警察"是会厌软骨，负责鼻腔、气管、喉管分流，儿童会厌软骨未发育完全，有时会发生食物"串门"问题。

（3）小儿进食时嬉笑打闹极易将花生、果冻等异物吸入气道。

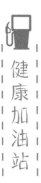

健康加油站

应该怎样防止孩子发生气道异物梗阻

（1）预防是重中之重，家长应选择适合孩子的食品，避免孩子食用或接触到弹珠、纽扣、葡萄干、玉米、果冻、坚果、口香糖等。

（2）在孩子吃东西时，要保持安静，避免逗笑或说话。

（3）鼓励孩子在吃东西时慢慢咀嚼，不要匆忙吞咽。

（4）纠正孩子口中含物和随意把玩具或杂物放入口中的不良习惯。

（程　婷）

12. 为什么异物进入气道后
分分钟致命

气道是外界气体进出肺内的必经之道，异物进入气道后会堵塞呼吸通道，引起通气障碍导致窒息，严重者甚至会立即死亡。大多数人以为气道异物能自行排出，但实际上部分气管异物很难自行排出，必须采用急救措施或就医处理。

专家说 异物是怎么进入气道的

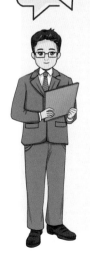

异物进入气道最常见的原因是在进食过程中交谈或者嬉笑、哭闹。正常人进食时会厌软骨会处于自然关闭状态，可以避免食物进入气管；但如果一边进食一边说话、大笑、哭闹，会厌软骨就会处于打开状态，这样就增加了食物进入气管的风险。另外，因为儿童喜欢将食物含在口中，又容易在吃饭时哭闹嬉笑，所以气管异物梗阻更容易发生在 5 岁以下的儿童中。

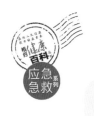

为什么异物进入气道后分分钟致命

当气道异物梗阻发生后，患者多立即出现呼吸困难、剧烈呛咳、反射性的恶心呕吐，婴幼儿可同时大哭大闹。当气道完全梗阻时常出现呼吸极度困难，颜面部灰暗，甚至发绀。随着气道异物梗阻时间延长，体内严重缺氧，短时间内脑部缺氧发作，迅速出现意识障碍、昏迷，所以最佳急救时间只有 4~6 分钟，如果在短时间内得不到抢救，可出现不可逆性脑损伤，甚至死亡。

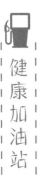

健康加油站

为什么老年人也容易发生气道异物梗阻

因为老年人神经系统退行性改变，尤其是吞咽反射和咳嗽反射功能下降，食物、痰液、脓液、黏液、血液或不慎脱落的牙齿容易进入呼吸道。老年人基础疾病较多，常服用处方药中的某些药物，如抗胆碱能药物、抗焦虑药物、镇静类药物等也可导致吞咽反射异常和咳嗽功能受损。

（程　婷）

13. 为什么**气道异物梗阻**的急救方法因人而异

近年来，随着急救知识的普及，气道异物梗阻的急救方法得到有效推广，但每年还是会有因气道异物梗阻救治不及时出现严重后果的事件发生。因此，对于气道异物梗阻现场急救的普及仍需加强。

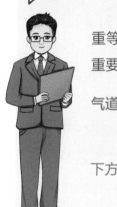

为什么气道异物梗阻急救的方法因人而异

受气道异物梗阻患者及施救者的年龄、身高、体重等的影响，根据现场情形选择合适的急救方法至关重要。

气道异物梗阻急救的方法有哪些

（1）对成人及儿童（1岁以上）清醒者可采用以下方法。

1）施救者表明身份后，直接询问"你是被呛到了吗？"而不要问"怎么了？"因为患者此时可能不能说话。

2）鼓励其继续咳嗽，争取将异物咳出。

3）若患者出现严重症状（无声咳嗽、喘鸣），请尝试以下操作。

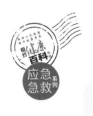

a. 尝试拍打后背法（图5①）：施救者站在患者身体侧面，一手托住其胸部，帮助患者尽量弯腰，另一手掌在患者的两块肩胛骨之间用力地拍打5次。

b. 若无法清除阻塞物，立即施行海姆立克急救法（图5②）：施救者站在患者身后，一条腿向前置于患者两腿之间，另一条腿后蹬的姿势站稳，让患者身体弯腰前倾，"剪刀手"用来定位（脐上两横指）冲击点，一手握拳（"石头"），并以虎口面放在定位处，另一手张开变成"布"状放在拳头上并紧握，反复用力做快速往内、往上冲击动作，直到患者将异物吐出或患者丧失意识。对于儿童实施腹部冲击时，要根据儿童的体型采用弯腰或者跪姿实施。

（2）对婴幼儿（1岁以下）采用背部拍击联合胸部冲击法（图5③）。①婴儿取俯卧位，施救者用前臂托住婴儿的胸部及腹部，该侧手稳握婴儿的下巴，使其脸朝下头部稍低于胸部；②用另一手掌的掌根连续拍击婴儿的肩胛骨中间5次（力度要比拍成年人轻）③如果不成功，则将婴儿翻转身，用前臂托住婴儿的后背及头颈部仍保持其头部低于胸部，使用另一手的中指和食指在胸部（乳头连线以下一指宽处）施以5次快速按压（朝内朝上）；④重复拍背及胸部按压直至堵塞物清除，如患儿丧失意识甚至心跳呼吸停止应立即给予心肺复苏。

（3）对孕妇或者过度肥胖者采用胸部冲击法（图5④）。施救者站在被救者身后，将拳头放在其胸骨下半段，用另一只手握紧此拳，施以快速向内推压。

（4）对自己采用上腹部倾压自救法（图5⑤）。将自己的上腹部（肚脐与剑突之间位置）迅速压于钝性硬质物体上，如桌边、椅背、栏杆等处，用自身力量对腹部进行冲击。

（5）对昏迷的成人患者采用仰卧位腹部冲击法（图5⑥）。①将伤病员平躺于地上；②评估如果无呼吸、有脉搏则采取下一步措施；③清理口鼻内明显的分泌物；④骑跨在患者大腿上或在患者两边，双手两掌重叠置于患者脐上剑突（俗称"心窝"）下，用掌根向前、下方冲击反复施压，每2分钟评估一次，如果无呼吸和脉搏应立即实施心肺复苏。

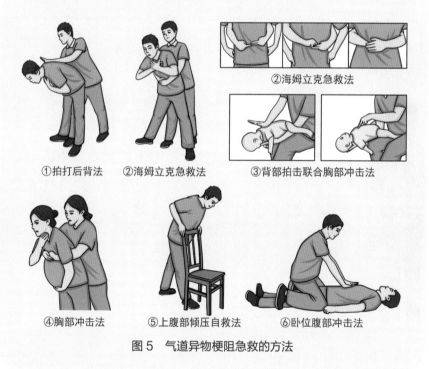

①拍打后背法　②海姆立克急救法　③背部拍击联合胸部冲击法

②海姆立克急救法

④胸部冲击法　⑤上腹部倾压自救法　⑥卧位腹部冲击法

图5　气道异物梗阻急救的方法

（程　婷）

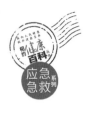

14. 为什么创伤现场
止血要快

创伤作为日常生活中最为常见的一种意外事件，严重影响人们的生命健康质量。出血是创伤的突出表现，止血是创伤现场急救首要的基本任务，有效的止血能减少出血，保存有效血容量，防止休克的发生。因此，在抢救创伤患者现场，及时正确的止血十分重要。

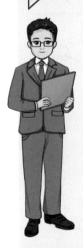

专家说

为什么创伤现场止血要快

创伤出血是导致严重创伤死亡的主要原因。静脉出血速度较慢，呈暗红色；动脉出血速度快，呈喷射状，颜色鲜红，比静脉出血快、危害性更大。失血可导致红细胞减少，红细胞不能把氧气带到全身导致组织低灌注、缺氧等危及生命，因此创伤患者在到达医院前的有效止血远比现场打点滴补液等重要，现场"第一目击者"处理创伤出血比等待专业医生到达再处理更重要。

创伤现场常用的止血方法有哪些

（1）加压包扎法：最常用、最简便，身体各处伤口均可使用。伤者平卧或坐位时要先抬高受伤部位，有利于血液回流，用无菌纱布或干净透气的敷料覆盖伤口，急救者用手压在纱布上再用绷带、三角巾或布条、手帕等包扎伤口。紧急情况下，可用手按压伤口止血（图6①）。

（2）指压止血法：用大拇指的压力将出血伤口的供血动脉（近心端）压向骨骼，阻断血液来路；特点是止血快速，但效果不稳定，且不能长久，非专业人员可能找不到近端动脉，不推荐常规使用（图6②）。

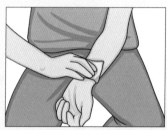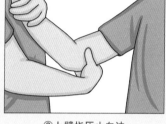

①直接加压法　　　　　　　②上臂指压止血法

图6　创伤现场常用的止血方法

（3）止血带法：适用于四肢出血量多或经其他急救止血无效者。止血带扎在伤口的近心端，肘关节以下的伤口应将止血带扎在上臂中上部，膝关节以下伤口在大腿中下部。在止血带部位垫棉垫/敷料，扎止血带前应抬高患肢2~3分钟，再用力阻断。止血带松紧要适宜，以出血停止、远端摸不到动脉搏动为宜，使用时间不应超过2小时，应注明上止血带的时间，一旦使用应尽快将患者送往医院，途中不建议解除。

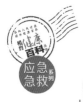

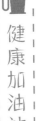
健康加油站

关键词

创面　肢体缺血　包扎技术

创伤现场的急救原则是什么

创伤现场的急救原则是先排险后施救、先救命后治伤、先重伤后轻伤、先止血后包扎、先固定后搬运、先处置后转运、急救与呼救并重。

（张兴文）

15. 为什么创伤伤口要**及时包扎**

在日常生活中，创伤多是开放性伤口，都有可能形成创面，对这些伤口进行及时包扎是创伤现场的一项重要急救措施。

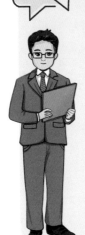
专家说

为什么创伤伤口要及时包扎

包扎可以隔绝患者伤口与外界的联系，保护伤口免受空气中的微生物、污染物影响，预防伤口感染，有助于伤口的愈合；避免伤口内的液体流出，污染其他部位；避免伤口内血管继续出血，包扎时可以对局部进行加压，从而起到止血的目的。

创伤现场常用的包扎方法有哪些

（1）三角巾包扎法：适用于头部外伤，伤口用敷料覆盖并固定，三角巾底边折叠约2横指宽，将底边中央置于伤员前额眉弓处，三角巾的顶角向后，两底角分别经耳上方拉向枕骨（后脑勺）下方压住顶角交叉，再经耳上绕回前额，齐眉打结，一手压住前额，另一手拉紧顶角，将顶角折叠塞入两底角交叉处（图7①）。

（2）绷带环形包扎法：适用于腕部、踝部、颈部等部位的包扎，伤口覆盖敷料，将绷带作环形重叠缠绕，第一圈的环绕应稍做斜状，下一圈将上一圈绷带完全遮盖并将第一圈斜出的一角压于环形圈内，最后用胶布将绷带尾部固定（图7②）。

（3）绷带螺旋反折包扎法：适用于躯干、上臂等部位的包扎，伤口覆盖敷料，在伤口远心端环形包扎2圈，固定起始端，从第3圈开始，每环绕一圈压住前一圈的1/3，包扎完成后用胶布固定绷带末端（图7③）。

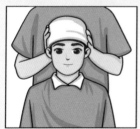 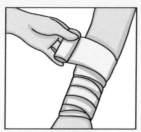 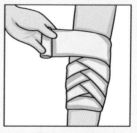

①头部三角巾包扎法　　②绷带环形包扎法　　③绷带螺旋反折包扎法

图7　创伤现场常用的包扎方法

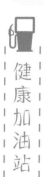

健康加油站

伤口包扎后远端肢体肿胀、苍白、发绀、发冷、麻木等该怎么办

包扎伤口应该松紧度适宜，太松容易脱落不能止血，伤口包扎过紧危害更大，会影响到伤口局部血运，

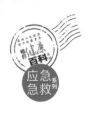

导致伤口远端缺血，严重者可导致伤口缺血性坏死，如果出现伤口包扎过紧的症状（如远端肢体肿胀、苍白、发绀、发冷、麻木等），应当松开包扎的伤口，重新包扎，避免包扎过紧。

（张兴文）

16. 为什么创伤患者没有出现明显的骨折也要**固定**

创伤往往可以引起全身多处骨折，如肋骨骨折、四肢骨折、脊柱骨折等，部分创伤患者可不出现骨折，但存在周围组织、血管、神经、软组织等挫伤，还可出现关节脱位等。掌握创伤固定技术不仅可以固定骨折，防止骨折断端移位，减少疼痛，还可以避免损伤周围组织、血管、神经等，是搬运的基础，也有利于转运后的进一步治疗。

 专家说

为什么创伤患者没有出现明显的骨折也要固定

这是因为创伤可能导致韧带和软组织损伤，固定可以防止进一步加重损伤；早期在没有完善检查之前不知道是否存在骨折，故早期预防性固定有助于减少二次伤害；对于韧带关节囊的破裂会导致关节的稳定

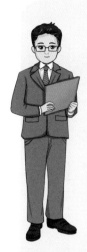

性受到破坏，如果活动不当，可能会导致关节异常摩擦，从而引起软骨面损伤、破裂、剥脱，进而引发创伤性关节炎，这不仅会影响关节部的活动和负重，还可能导致关节部位过早地出现退行性改变，这也是需要进行固定的原因。

创伤现场常用的固定方法有哪些

（1）上臂固定（图8①）：患者手臂屈肘90度，用两块夹板固定伤处，一块放在上臂内侧，另一块放在外侧，然后用绷带固定，用绷带或三角巾悬吊伤肢。如无夹板，可先在上臂与躯干间加软垫，三角巾折叠成宽带后通过绕胸廓在对侧打结固定，紧贴胸部将前臂悬挂于胸前。

（2）前臂固定（图8②）：患者手臂屈肘90度，用两块夹板固定伤处，分别放在前臂前后侧，再用绷带缠绕固定，用绷带或三角巾悬吊伤肢。

（3）小腿固定（图8③）：将伤肢伸直，小腿内外侧固定夹板，上过膝关节，下过足跟，绷带或三角巾固定。无夹板时可利用健肢固定，方法同前，双足尖向上，绷带或三角巾"8"字固定。

（4）颈部固定（图8④）：在颈部前后正确位置放置颈托固定；无颈托可以用毛巾、衣物、沙袋等制成颈套，从颈后围于颈部，起到临时固定作用。

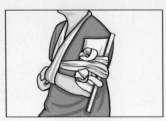

①上臂固定

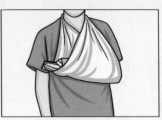

②前臂固定

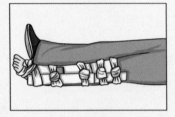

③小腿固定

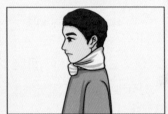

④颈部固定

图 8　创伤现场常用的固定方法

创伤现场固定有哪些注意事项

　　夹板与皮肤、关节、骨突处接触部位需加衬垫。先固定骨折或者肢体的上端，再固定骨折的下端，再自上而下打结固定，不可在骨折处打结或加压包扎，打结于夹板一侧或健侧的肢体上，固定应松紧合适，防止固定太紧阻断静脉回流。

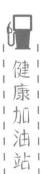

健康加油站

固定一段时间后松动了该怎么办

　　固定之所以会松动，主要是由于骨折时存在肿胀，当肿胀消退以后，外固定就会逐渐变松，应及时适当加固。骨折并出现松动移位情况时，应及时就医进行X线片复查，确诊骨折端是否存在移位的情况。

（张兴文）

17. 为什么说创伤现场**搬运**技术有讲究

在创伤现场对患者进行有效止血、包扎、固定后，及时有效的现场搬运，使患者安全、快速地到达医院，能够为院内进一步救治赢得时间。

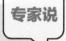 **专家说**

为什么说创伤现场搬运技术有讲究

 在搬运过程中，要采用正确的搬运方法，切不可连拉带拽，把伤员背起来就跑，或是双手托抱、两人徒手抬着伤者，使伤者腰椎弯曲着进行搬运，因为这样会造成伤者骨折部位错位，压迫或损伤重要的神经、肌腱等，还可能出现因肋骨骨折造成的气胸等重大伤害。在现场抢救时，搬运不当可能造成二次损伤，严重时可影响患者生命。

 健康加油站

创伤现场常用的搬运方法有哪些

（1）颈椎损伤搬运（图9①）：颈椎损伤时，注意保持头颈部与躯干成直线位置。要有专人托扶其头颈部，沿纵轴方向略加牵引，并使头颈部随躯干一同滚动，或者采用头肩锁方式将患者轻巧平稳地移至硬板担架上，用三角巾和沙袋之类固定，切忌随意强行搬动头部。

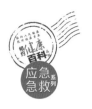

（2）胸腰段损伤搬运（图9②）：可采用三至四人搬运法，即施救者并排蹲在伤员的同侧，用手分别托住伤员的头、肩、腰、臀部及并拢的双下肢，同时保持伤者平卧姿势同步抬起，步调一致地向前行进。

（3）担架搬运法（图9③）：利用担架来搬运伤者，切记小心将伤者移至担架后，两人各抬担架两端即可。基于安全考量，在一般平地时让伤者脚朝前方，便于观察病情；在上楼梯、上坡或抬上救护车时，则应让伤者头部向前端为好。还有其他一些用于搬运距离较近，伤情较轻，无骨折伤员的搬运方式，如背负法（图9④）、拖行法（图9⑤）、椅式搬运法（图9⑥）、拉车式搬运法（图9⑦）等协助搬运。

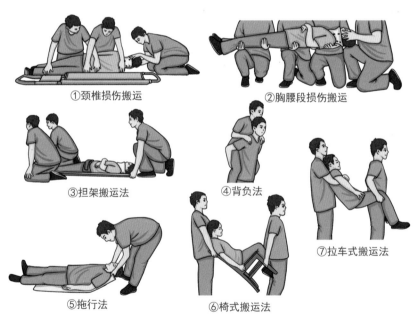

①颈椎损伤搬运　　　　②胸腰段损伤搬运

③担架搬运法　　④背负法　　⑦拉车式搬运法

⑤拖行法　　　⑥椅式搬运法

图9　创伤现场常用的搬运方法

（张兴文）

第三章

常见突发疾病的急救

一

心搏骤停、
心绞痛与心肌梗死

1. **心搏骤停**常发生于哪些情况

心搏骤停指各种原因引起的心脏突然停止跳动，有效泵血功能消失，引起全身严重缺氧、缺血，临床表现为摸不到大动脉搏动和心音消失，继之意识丧失，呼吸停止，若不及时抢救可引起死亡。

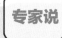

心搏骤停的常见危险因素包括哪些

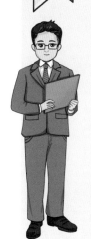

（1）既往有高血压、糖尿病、高血脂、超重、吸烟嗜酒、营养不良等。

（2）心血管疾病是心搏骤停的危险因素之一，这包括冠心病、心肌梗死、心律失常等。

（3）部分基础疾病如严重的低血压、休克、心包炎、肺栓塞、低血糖或高血糖、电解质紊乱（如低血钾和高血钾）等可能增加心搏骤停的风险。

（4）因环境因素出现触电、雷电击伤、溺水、受到惊吓等情况，也可能导致心搏骤停。

引起心搏骤停的常见病因

（1）急性冠状动脉供血不足或急性心肌梗死。

（2）各种病因的急性心肌炎患者，尤其是上呼吸道感染后出现心慌心悸等不适者。

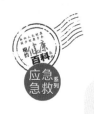

（3）各种原因引起的窒息、呼吸停止。

（4）由于严重呕吐腹泻、无尿少尿等导致严重的电解质与酸碱平衡失调：体内严重缺钾和严重高血钾、高血钙，严重的高血镁及酸中毒也可引起心搏骤停。

（5）药物中毒或过敏。

（6）电击、雷击或溺水。

（7）麻醉和手术中的意外。

（8）严重创伤所引起的失血性休克、脑疝、张力性气胸、心包填塞等。

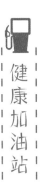

健康加油站

如何预防心搏骤停

心搏骤停不是一个偶然事件，在不同年龄群体间病因不同，老年患者以冠心病最为常见，年龄 ≤ 35 岁的患者以不明原因猝死最为多见。

由于心搏骤停常发生于看起来健康的人，很难发现谁正处在危险之中，对于没有器质性心脏疾病的患者，预防方法主要是注意保持健康的生活方式，包括采用合理营养的膳食，戒烟、限酒，适当运动锻炼，控制体重，防止过度肥胖，避免熬夜、规律作息。另外，积极干预高血压、高血糖、高血脂，防止器质性心脏病的发生。若已存在器质性心脏病，如存在冠心病或心力衰竭，一方面，要通过相应的药物进行控制；

另一方面，应定期去医院做心脏检查，评估是否正处在心搏骤停的危险之中。

（张兴文）

2. 怎么**判断**发生了心搏骤停

关键词

心搏骤停 猝死 信号

心搏骤停，医学上又称"猝死"，若呼唤患者无回应，拍打肩部无反应，即可确定患者已处于昏迷状态。若触摸患者颈动脉和股动脉无搏动，胸腹部无起伏呼吸运动，心前区听不到心跳声，可判定患者已发生心搏骤停。

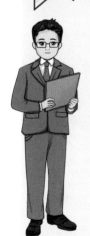

专家说

警惕四大猝死信号

第一大猝死信号：近期出现或加重的心前区不适，以呼吸不畅、胸闷、心口感觉压着一块大石头等为主要表现。

第二大猝死信号：近期频繁出现心慌感觉，并且明显影响到了日常生活与工作。患者感觉心跳得厉害，甚至会伴低血压、少尿、气促、心绞痛等症状。

第三大猝死信号：突发晕倒，伴一过性意识丧失，亦称晕厥。

第四大猝死信号：近期频繁出现不明原因的乏力、疲惫和运动耐量下降，常常伴有呼吸不畅、心慌、胸闷、肩背部疼痛，甚至双下肢浮肿。

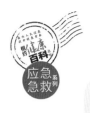

如何准确判断心搏骤停

（1）患者平时可能是清醒的状态，突然出现意识障碍，甚至摔倒、晕厥的状况。我们可以轻拍双肩，在患者两耳边大声唤他，看看他是否能睁眼、说话、呻吟和手脚活动，如果没有这些表现即认为没有反应。

（2）触摸患者颈动脉、股动脉搏动消失、心音消失。

（3）无呼吸或出现叹息样呼吸，伴有抽搐和大小便失禁。

（4）瞳孔散大，对光反射减弱以至消失，还会出现手指末梢发紫的情况。

（5）在进行心电图的检查时，心电图显示为一条直线，或者为无脉性心电活动，血压测不出。

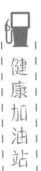

健康加油站

如何判断濒死叹息样呼吸

如果患者仅有濒死叹息样呼吸，看起来像是在吸气，嘴巴可能张开，并且下巴、颈部或头部可能会随着喘气而晃动，看起来可能像打鼾或呻吟。此时呼吸之间可能会间隔一定时间，频率较慢，医学上称为"濒死叹息样呼吸"，这种情况是不能给身体提供足够氧气的，应当视同为没有呼吸。在无反应的患者中，出现濒死叹息样呼吸时是发生心搏骤停的表现。一旦判断发生心搏骤停，就应该开始心肺复苏并尽早除颤。

（张兴文）

3. 身旁有人发生心搏骤停，我们能**做什么**

心搏骤停的发生并不意味着机体已经死亡，此时，机体组织代谢并未立即停止，细胞仍在有限的时间内维持着微弱的生命活动。发生心搏骤停 3~4 秒会出现头晕、黑矇；10~20 秒丧失意识；30~60 秒停止呼吸；4~6 分钟引发脑损伤；超过 10 分钟可能脑死亡。如能迅速明确诊断并及时抢救，仍有存活的可能。

专家说 身旁有人发生心搏骤停我们可以做什么

　　（1）及早呼救：心搏骤停常发生于院外，一旦发现，在确保周围环境和自身安全情况下，迅速作出正确的现场反应和急救动员，设法通知急救医疗机构，即拨打"120"急救电话。

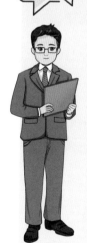

　　（2）及早心肺复苏：根据症状和体征判断为心搏骤停后，须立即进行胸外心脏按压及人工呼吸。

　　（3）及早除颤复律：尽早使用 AED，根据需要进行电除颤。

　　（4）及早全方位监护与支持：尽快将患者转入医疗条件更好的地方，如抢救复苏室、ICU，在严密监护下继续观察治疗。

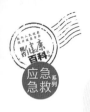

对心搏骤停采取的一系列有效抢救措施称为"复苏"，其目的在于保护心、肺、脑等重要器官避免出现不可逆的损伤，并尽快恢复自主呼吸和循环功能。

为什么要尽早进行电除颤

尽管很多医学工作者都在努力帮助人们远离心源性猝死，然而残酷的事实是仅有 1% 的心搏骤停患者可以死里逃生。由于从心搏骤停到除颤的时间与存活率呈负相关，因此 3 分钟内得到除颤存活率可达 74%，3 分钟后存活率下降至 49%。心搏骤停时最常见的心律失常是室颤，治疗室颤最有效的方法是电除颤，未行转复室颤数分钟内就可能转为心搏骤停。因此，越早使用 AED 进行电除颤效果越好。

（张兴文）

4. 为什么心绞痛
常发生在**夜间**

电视剧常常上演因生气或者在锻炼时突然捂着胸口喊疼的情节，通常情况下都是因为冠心病患者在剧烈活动或者情绪激动后出现心绞痛。但其实哪怕没受刺激，在安静的夜里也常有人发生心绞痛，这是为何？

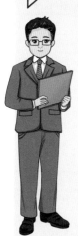

什么是冠心病

冠心病是一种最常见的心脏病。给心脏提供营养的血管是冠状动脉，冠心病是指因冠状动脉狭窄、供血不足而引起的心肌机能障碍和/或器质性病变，故又称"缺血性心脏病"。

什么是心绞痛

心绞痛是因冠状动脉供血不足，心肌急剧的、暂时缺血和缺氧所引起的，以发作性胸痛或胸部不适为主要表现的临床综合征。

心绞痛有哪些表现

心绞痛发作，可表现为胸骨后的压榨感、闷胀感，可伴有焦虑，劳累、用力、寒冷和情绪激动可诱发，持续3~5分钟，休息或含服硝酸甘油后缓解。有时还可以表现为气紧、晕厥、虚弱等不典型症状。

为什么心绞痛常发生在夜间

（1）神经因素：我们在夜间睡眠时，体内会分泌一种名为儿茶酚胺的物质，该物质会引起交感神经和迷走神经的兴奋，可以使血压降低、心率减慢，导致冠状动脉供血不足，从而引起心绞痛的发作。

（2）精神因素：部分人的睡眠质量较差，会在夜间睡眠时出现精神紧张和心情激动的情况，同时会令心率加快，使心肌的耗氧量大大增加，从而诱发心绞痛。

（3）睡眠姿势：睡觉时，人体由站立体位变成平躺的体位，回流到心脏的血液量增加，会增加心脏负担，特别是体重过大的人，更容易给心脏造成压力，从而导致心绞痛的发作。

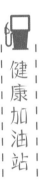

夜间出现胸闷胸痛该怎么办

夜间发生了胸闷胸痛，可以通过坐起或抬高床头呈半卧位的方式缓解。症状严重或频繁发作时应及时到医院就诊，明确病因，对因治疗。

如何预防或减少夜间心绞痛的发生

（1）对于有冠心病等基础疾病的患者，一定要按时吃药，规律治疗。

（2）冠心病的治疗不仅靠药物，还要养成良好的生活习惯：戒烟戒酒、保证睡眠、减少熬夜及压力、低盐低脂低糖饮食、控制体重等。

（靖颖霞）

5. 为什么出现牙痛、胃痛、左肩痛，有可能是 心脏的问题

关键词

牙痛 胃痛 左肩痛 心绞痛

在医院，时常有患者因牙痛来就诊，医师建议他完善心电图检查，患者非常不理解，为什么要做心电图呢？同样的，很多腹痛的患者来医院就诊，医生也会要求完善心电图检查。为什么呢？原因很简单，因为心脏出问题了，也会表现为牙痛、胃痛，甚至是左肩痛。

专家说

为什么牙痛、胃痛、左侧肩膀痛也可能是心脏问题

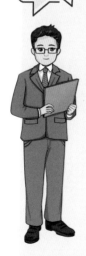

心脏属于内脏器官，由内脏神经支配。在心脏发生缺血后，刺激内脏神经，而内脏神经和体表神经汇入同一脊髓，再传入大脑。发生心绞痛后，在神经冲动传导过程中，会让大脑出现误判，让机体觉得这些部位疼痛。内脏神经疼痛的特点就是定位不准确。所以，这类患者牙痛、左肩痛、胃痛的特点与平常不一样，是心脏牵涉痛。具体而言，患者常常表述这些部位的疼痛，但是又找不到疼痛点，往往表述为："这一片都痛"，摸也摸不到，压也压不中，但是又确确实实存在，并且疼痛难忍。

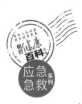

关键词

心绞痛 现场急救 硝酸甘油

心绞痛还可以表现为哪些部位疼痛

典型的心绞痛部位在胸部中间胸骨后，疼痛性质包括刺痛、灼痛、压迫感、紧绷感、烧心及类似的不适感。心绞痛疼痛还有很多不典型的部位，比如上腹部、背部、左上肢、颈部、咽喉部等，因此，鼻以下肚脐以上的疼痛都要警惕心绞痛。

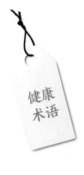

牵涉痛

牵涉痛是指非组织损伤部位出现的疼痛感，是由躯体和内脏汇聚机制引起的。皮肤和内脏的疼痛感受器汇聚于脊髓后角共同的细胞，内脏的刺激可产生体表区域的疼痛。与特定内脏有相同神经支配节段的胸壁皮肤区域，称为"次级痛觉过敏区"。

（靖颖霞）

6. **心绞痛**时该怎么急救

心绞痛不但会给患者带来痛苦，还有可能发展为心肌梗死，一旦发生心绞痛，千万不能掉以轻心，及时采取正确的急救措施不仅可以缓解患者病情，甚至可能挽救生命。

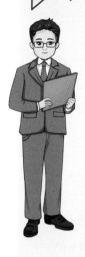

心绞痛时该怎么急救

（1）一旦发生心绞痛，应立即停止活动、平卧休息，平复心情，一般休息后心绞痛能很快缓解。

（2）有条件的话可以吸氧，吸氧也能迅速减轻心绞痛的症状。

（3）含服在有效期内的硝酸甘油。硝酸甘油 1~2 片，置于舌下含化，1~2 分钟起效，对约 92% 的患者有效。延迟见效或不起效时，提示可能不是心绞痛。平时血压低、有青光眼的患者慎重使用。

（4）及时就医。心绞痛发作缓解后，建议及时到医院完善心电图、心脏超声等检查，请专科医生评估，是否需要采取干预措施。特别是短时间内反复发作者，务必要到医院检查。心绞痛含服硝酸甘油后如不能很快缓解，应拨打"120"。

（5）若患者发生心搏骤停，应立即进行心肺复苏。

心绞痛有致命危险吗

稳定型心绞痛一般预后良好，但有发展为心肌梗死或猝死的可能。及时、有效、规律治疗可以避免严重并发症的发生。如不及时治疗，可能会反复出现症状，进而发生严重并发症，如心肌梗死、心律失常、心力衰竭等，危及生命。

心绞痛患者平时需要注意什么

心绞痛患者平时应做好危险因素的控制。比如，高血压的患者应控制好血压，保持血压平稳；糖尿病患者应监测血糖，控

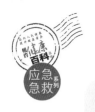

制血糖在理想范围；另外，血脂、尿酸异常，肥胖及超重都应干预，适量运动提高心肌对缺氧的耐受力。

　　尽量减少诱发因素，疲劳、饱食、寒冷、情绪激动都可能诱发心绞痛，应注意避免。

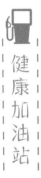

速效救心丸能代替硝酸甘油吗

　　速效救心丸是一种中成药，其主要成分是川芎、冰片，也有扩张冠状动脉、改善心肌缺血的作用，但起效比硝酸甘油慢。所以心绞痛发作时首选硝酸甘油。如果有使用硝酸甘油禁忌、使用硝酸甘油出现头痛等不适，或者没有硝酸甘油时，也可以选择速效救心丸含服。速效救心丸也可以规律使用，预防心绞痛发作。

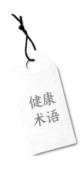

稳定型心绞痛

　　稳定型心绞痛指发作1个月以上，发作部位、频率、严重程度、持续时间、诱使发作的劳力大小、能缓解疼痛的硝酸甘油用量基本稳定。稳定型心绞痛患者如果出现发作频率增加、持续时间延长、轻微劳动或休息时也发作，则发展为不稳定型心绞痛，需要进一步治疗。

（靖颖霞）

7. 为什么情绪激动、受到惊吓时会**胸痛**

关键词

俗话说："人吓人、吓死人"。大部分人在受到惊吓的时候会出现心脏怦怦乱跳的感觉；还有的人情绪一激动或者生气，就会感觉心脏区域疼痛。这些都和我们心脏的神经支配有关。

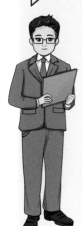

专家说

心脏有几种神经支配

心脏接受心交感神经和迷走神经的支配。心交感神经兴奋时末梢释放去甲肾上腺素，使心率加快，心肌收缩力量加强。心迷走神经兴奋时，末梢释放乙酰胆碱，使心率减慢，兴奋传导速度降低、心肌收缩力减弱。

为什么情绪激动、受到惊吓时会胸痛

情绪激动或受到惊吓紧张时，人体的交感神经会兴奋，引起心率增快，增加心脏耗氧，对于有冠心病基础疾病的患者，可能诱发心绞痛（冠状动脉一过性缺血），严重时可出现心肌梗死（冠状动脉持续性缺血），其主要表现就是"胸痛"。与心绞痛的"胸痛"相比，心肌梗死引起的"胸痛"疼痛程度更重、持续时间更久、不容易缓解，有时会有"濒死感"。

情绪激动　惊吓　胸痛

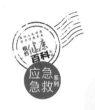

另外，情绪激动时呼吸加快，容易出现过度通气，二氧化碳含量下降导致脑血流减少，也可出现胸部压迫感（胸痛）、头晕、肢体麻木等不适。

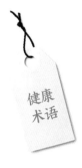

健康加油站

出现胸痛，一定要去医院吗

不一定。无心脏病病史者，如果胸痛症状很快缓解，可以先观察。但如果症状持续不缓解，并且出现乏力、大汗、晕厥等，务必要及时到医院诊治（特别是老年人）。如果一段时间内，胸痛反复发作，也要去医院完善相关检查。

健康术语

交感神经

交感神经是自主神经的一部分。交感神经的活动主要保证人体紧张状态时的生理需要。比如使心跳加快、血压升高、呼吸加快、汗液分泌。心脏交感神经的节前神经元位于脊髓第1~5胸段的中间外侧柱，节后纤维来自脊椎旁的星状神经节或颈交感神经节，调节心脏及其他内脏器官的活动。

（靖颖霞）

8. 为什么心肌梗死越来越**年轻化**

很多人认为，心肌梗死只发生在老年群体中，实际上，近年来随着社会的发展、人们生活水平的提高、工作压力的增大，越来越多的年轻人患上心肌梗死。

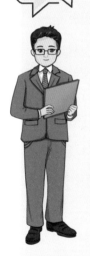

专家说

心肌梗死有哪些危险因素

年龄、性别、遗传、吸烟、高血压、糖尿病、高胆固醇血症、腹型肥胖、缺乏运动、精神紧张等因素都与心肌梗死的发生有关。从上面的危险因素中可以看到，年龄只是危险因素之一。人从十几岁开始，体内的胆固醇就开始在动脉内皮下沉积，形成脂肪条纹，然后随着时间的推移，血管弹性会越来越差，吸烟、血压血糖高、饮食不健康会加剧动脉硬化的进程，增加心肌梗死的风险。

为什么没有心脏病的年轻人也会出现心肌梗死

心肌梗死是给心脏供血的冠状动脉硬化到一定程度引起的。动脉硬化分四期：第一阶段脂纹期，第二阶段纤维斑块期，第三阶段粥样斑块期，第四阶段斑块继发病变期，前两期可以没有症状，甚至常规的检查也无法发现。进入第三、四阶段后，一旦起病，就

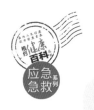

可能表现为严重的心肌梗死。所以严格来说并不是没有心脏病，而是没有发现心脏病。

心肌梗死可以预防吗

可以。虽然我们无法阻止动脉发生硬化，但我们可以通过改变生活方式和使用一些药物来减缓动脉硬化的速度，也就是控制引起动脉硬化的危险因素，做好一级预防。要注意以下几方面：①低盐、低脂、低糖饮食，增加富含膳食纤维和维生素食品的摄入；②适量的有氧运动；③禁烟酒；④生活规律，劳逸结合，保持心情愉悦，保证充足睡眠。

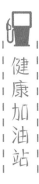

健康加油站

从预防心肌梗死的角度，
什么情况要去医院检查

所有人都应该定期体检。如有冠心病家族史、肥胖、高血压、糖尿病、高脂血症等情况时，体检应增加动脉硬化检测、心脏彩超等相关项目。

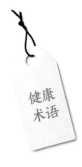

健康术语

一级预防

俗话说："上医治未病"。疾病的一级预防，就是在疾病还没有发生前便采取措施，减少病因或控制危险因素，防止或推迟疾病的发生。一级预防包括营养、锻炼、健康教育、预防接种及心理干预等措施。

（靖颖霞）

9. 突发心肌梗死该怎么**急救**

在医学界，有一句话"时间就是心肌"，就是针对急性心肌梗死的，意思是一旦发生急性心肌梗死，应争分夺秒地治疗，越早开通血管，能存活的心肌细胞就越多。

近年来，为了更好地救治急性心肌梗死患者，很多医院都成立了胸痛中心，为胸痛的患者开辟绿色通道，以挽救更多的生命。但是仍然有很多老百姓在胸痛后因为延误治疗失去宝贵的生命。

专家说 **突发心肌梗死该怎么急救**

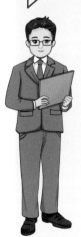

心肌梗死发生后，如果马上进行血运重建，可以在一定程度上逆转梗死的过程，同时使心肌坏死面积最小化。有文献表明，2 小时内达成血运重建的临床效果是最佳的。所以突发心肌梗死的急救包括现场的急救和院内的急救。

心肌梗死现场的急救方法与心绞痛基本相同。当发现患者胸痛持续不缓解时，应立即拨打"120"，嘱患者停止一切活动，立即嚼服 300mg 阿司匹林肠溶片。

到医院后应尽快开通血管，开通血管的方法有药物（溶栓）、微创手术（经皮冠状动脉介入治疗）和开胸手术（冠状动脉搭桥术）。应根据患者的病情选择合适的方法。

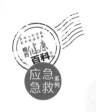

总之，急性心肌梗死患者的急救就是在最短的时间内，将患者送到最近的有救治能力的医院，以最快的速度开通血管。

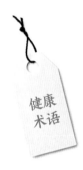

心肌梗死患者突发意识丧失该怎么办

心肌梗死患者若发生意识丧失，应让患者平卧于硬板床或者直接躺在地上，判断患者有无呼吸和大动脉搏动。如果没有呼吸及大动脉搏动，应立即开始心肺复苏。持续急救直到 120 救护人员到达。

经皮冠状动脉介入治疗

经皮冠状动脉介入治疗是一种微创手术治疗方法，目的是疏通狭窄甚至闭塞的冠状动脉管腔，从而改善冠状动脉循环中一个或多个节段的血流。

该方法操作简单、创伤小，术后患者恢复快。

（靖颖霞）

二

高血压急症与
急性低血压

10. 为什么血压高会引起**头晕、恶心**

关键词

头晕　恶心　高血压

很多患者因为头晕、头痛、恶心到医院就诊，一查发现血压高，从而诊断高血压。还有一些患者常规体检或无意中测量发现血压高，但是没有任何不舒服。

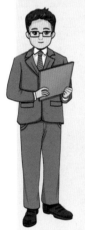

专家说

高血压分几级

《中国高血压防治指南（2023年）》根据收缩压和舒张压高低不同，将高血压分为3级（表1）。

表1　高血压分级表

分级	收缩压（高压）	舒张压（低压）
1级	140~159mmHg	90~99mmHg
2级	160~179mmHg	100~109mmHg
3级	大于180mmHg	大于110mmHg

为什么血压高会引起头晕、恶心

（1）血压在短时间内升高，会引起脑小动脉痉挛，导致脑供血不足，出现头晕、恶心症状。此类患者血压恢复正常后，症状可能迅速缓解或者消失。

（2）急性血压升高，当收缩压达 180mmHg，甚至 220mmHg 以上时，可发生高血压脑病，除头晕、恶心症状外，还可能合并出现意识障碍、惊厥、昏迷等。患者血压控制后，症状可逆转。

（3）高血压患者如果控制不好血压，使其长期处于较高水平，患者可逐渐耐受而无不适表现，但会引起动脉硬化及血栓形成，所以高血压是各种心脑血管意外的高危因素之一。

健康加油站

高血压患者出现头晕、恶心如何急救

（1）应该立即休息，控制情绪。剧烈活动和情绪激动是引起血压升高的常见原因。

（2）尽快测量血压，收缩压过高（>180mmHg）或过低（<90mmHg）均应立即就医。

（3）尽量采取侧卧位，由于意识障碍或精神差，患者呕吐容易出现呕吐物误吸，可能导致肺部感染甚至窒息，危及生命。

（4）高血压患者合并头晕、恶心症状，往往是脑血管意外的前兆。患者应尽早就医，完善检查，排除脑血管意外情况。

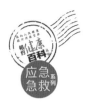
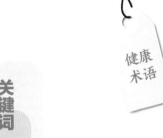

关键词

降压药 血压骤升

高血压脑病

高血压脑病是指当血压突然升高超过脑血流自动调节的阈值（中心静脉压大于140mmHg）时，脑血流出现高灌注，毛细血管压力过高，渗透性增强，导致脑水肿和颅内压升高，甚至脑疝的形成，引起一系列暂时性脑循环功能障碍的临床表现。可表现为剧烈头痛、喷射性呕吐、烦躁不安、兴奋、抽搐等。

（肖薇薇）

11. 为什么按时吃**降压药**，
血压还会骤升

经常有患者会问：医生，我父母都没有高血压，为什么我会得高血压？按时服药了，为什么血压还是很高？我血压正常了，可以停药吗？

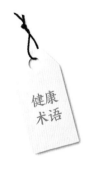

继发性高血压与原发性高血压

有些肾脏疾病、肾血管病变、内分泌疾病、颅内病变等引起的血压增高，称为继发性高血压，去除病因后血压可恢复正常；如不能找到确切病因引发的高血压称为原发性高血压，和遗传、饮食等有关，需要一直服用降压药物控制血压。

专家说

为什么高血压患者按时吃降压药，血压还会突然升高

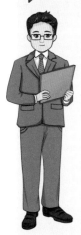

（1）耐药：长期服用某些降压药物后，机体内药物作用的受体敏感性和反应性可能会下降，降压效果下降，即所谓"耐药"。此时，应在医师的指导下加大剂量、调整药物或联合使用降压药物。

（2）病情加重：随着病程的延长、年龄的增长，机体功能继续减退，患者血压严重程度逐渐加重而导致原有的药物控制不好血压。此时，也应该在医师指导下加大剂量、调整药物或联合使用药物降压。

（3）季节交替：气候变化时往往是门急诊高血压患者就诊的高峰时节。温度、空气质量的改变，均可引起血压的改变。

（4）剧烈活动及情绪激动：剧烈活动或情绪激动时，交感神经兴奋，患者体内激素分泌增加，会引起血压高、心率快等情况。高血压患者应尽量避免这样的情况。

（5）合并疾病：高血压患者合并肾脏疾患、心脑血管疾患、甲状腺功能亢进等疾病时，可能会出现血压持续升高。此时，应就医寻求帮助，在医师指导下治疗。

（6）不良生活习惯：熬夜，劳累，高盐、高脂饮食，过度饮水，均可导致血压升高。

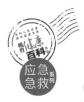

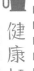

关键词

高血压　晕倒　现场急救

血压正常了能否停降压药

不一定。原发性高血压，血压正常是在药物的作用下维持正常，停药可导致血压再次升高，诱发心脑血管事件。但如果是继发性高血压，去除病因后血压恢复正常，是可以停药的。服药过程中应经常监测血压，及时调整药物。

（肖薇薇）

12. 高血压患者晕倒该怎么急救

高血压患者就医时会问：我会发生脑卒中吗，在日常生活中我要注意些什么？建议所有高血压患者进行"心血管病风险评估"。

高血压患者生活中应注意什么

改善生活方式是高血压预防和治疗过程中的重要一环。《中国高血压防治指南（2023 年）》提出了生活

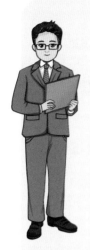

方式干预"八部曲"：减少钠盐摄入、增加钾摄入，合理膳食，控制体重，不吸烟，限制饮酒，增加运动，心理平衡，管理睡眠。所有高血压患者均应进行生活方式干预，血压正常人群也可以通过生活方式的改善来预防高血压的发生。

高血压患者晕倒该怎么急救

（1）应立即拨打"120"。

（2）保持呼吸通畅。为患者解开衣领，去除口内的异物，如假牙等，避免呼吸受阻。

（3）测量血压，如确为血压升高可舌下含服硝苯地平、尼群地平等速效降压药，但血压下降过快依然有风险，故要慎重。

（4）判断患者神志。如清醒，让患者半卧位安静休息等待救援；如不清醒，则平卧或侧卧，预防误吸；如出现抽搐，应移开周围危险物品，如桌椅、锐器等；如出现心搏骤停应开始心肺复苏。

（5）高血压患者晕倒可能是脑供血不足、高血压脑病，也可能是急性脑血管病，所以高血压患者出现晕倒时应尽量将患者送至有救治条件（卒中中心）的医院治疗。

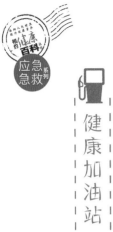

高血压患者什么时候应开始服用降压药

（1）调整生活方式后，血压仍 ≥ 140/90mmHg 时，应立即启动降压药物治疗。

（2）血压 130~139mmHg/80~89mmHg 时，如心血管病风险评估高危，应立即启动降压药物治疗；低危和中危者可通过改善生活方式观察 4~12 周，如血压仍高，则启动降压治疗。

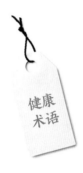

健康
术语

心血管病风险评估

心血管病风险评估和危险因素管理是预防心血管病的重要基础。根据性别、年龄、居住地、腰围、血脂、合并症等，心血管病总体风险可分为短期风险（10 年风险）和长期风险（15~30 年或终生风险），10 年风险小于 5.0% 为低危，5.0%~9.9% 为中危，≥10% 为高危。通过国家心血管病中心的"心脑血管病风险评估"网站或"心脑血管风险"手机 app 或小程序评估工具，可以方便、快捷地进行心血管病 10 年风险和终生风险评估，也可以到医院请专业医生评估。

（肖薇薇）

13. 为什么久蹲后突然站立会
头晕眼花

关键词

久蹲站立 头晕眼花 低血压

　　低血压包括生理性低血压和病理性低血压两种类型。生理性低血压是指没有明确疾病导致的、较为稳定且不引起明显不适的一种低血压状态。主要与遗传有关，常见于体质瘦弱的中青年女性或老年人。这种类型的低血压通常不需要治疗。病理性低血压指的是由于各种急慢性疾病继发的低血压，有急慢性之分。

　　久蹲或久坐后突然站立，由于重力的作用，全身血液骤然聚集在下肢和内脏，回心血量锐减 500~1 000 毫升，导致体位性血压下降，称为直立性低血压，是老年人群最常见的体位性低血压。直立性低血压诱发一过性脑缺血，通常表现为蹲起站立 15 秒内，出现一过性头晕、眼前发黑、无力甚至昏倒（晕厥）。

专家说

哪些人容易出现直立性低血压

　　生理情况下，蹲起站立后血压骤降，机体可通过自主神经反射立即引起心肌、血管收缩，足以增加心肌射血、调高血压，保证脑部供血。但长期卧床、患有慢性病（高血压、颈动脉硬化等）且体质较弱、脱水者，压力感受器反射钝化，容易发生直立性低血压。

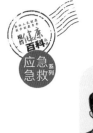

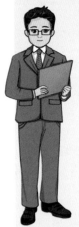

什么情况下，正常人容易出现直立性低血压

正常人在饱餐后、极度疲劳时，血压下降。若此时蹲起站立、从躺睡或坐姿转换到站姿过快，超出了压力反射的代偿能力，偶尔会发生直立性低血压。

直立性低血压发作时，如何缓解症状

直立性低血压一般不需要药物。如果晕得厉害，应迅速蹲下或坐下，停顿数秒再慢慢站起来。推荐以下两个动作。

（1）从坐姿转换到站姿前，重复抬膝 30 秒，激活下半身肌肉，使坐姿时的心输出量增加，进而起到缓解站立时血压骤降的效果。

（2）站起后，迅速做双腿交叉动作，下半身肌肉绷紧，可促进下肢静脉血液回流。

如何预防直立性低血压发作

（1）日常蹲起时，一定要避免快速站立，要尽量缓慢。

（2）从卧位站起时，应先由卧位变为坐位，几分钟后再慢慢站起。

（3）夏日出汗多，应适当增加钠盐和水分的摄入，保证充足的血容量。

（4）补充饮食中缺乏的维生素或矿物质，以防贫血。

（5）限制酒精摄入，防止过量饮酒扩张血管，加重餐后低血压。

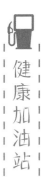

经常发生直立性低血压，应就诊吗

应就诊。经常出现直立性低血压的患者，往往有基础疾病，应完善相关检查，排除病理性低血压、贫血、消化道出血、冠心病、高血压、甲状腺功能减退、糖尿病、肾上腺皮质功能减退、帕金森综合征等疾病。

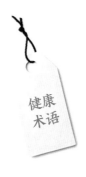

健康术语

关键词

贫血 低血压

低血压

低血压是指人体动脉血压过低。一般来说，成年人的收缩压（即最高值）应在 90~140mmHg 之间，舒张压（即最低值）应在 60~90mmHg 之间。收缩压 90mmHg 以下或舒张压 60mmHg 以下，应警惕低血压。低血压可能会导致心、脑、肾等重要脏器灌注不足，引起头晕、眼花、疲倦、心悸、呼吸困难等不适症状，甚至危及生命。

（章晓红）

14. 低血压只是因为**贫血**吗

年轻女孩丽丽在工作中突然晕倒，被送进了医院。医生发现她血压偏低，收缩压低于 90mmHg，舒张压低于 60mmHg。女孩自诉长期低血压，经常性头晕。她问医生："低血压是贫血引起的吗？可以吃什么纠正一下吗？"

有数据表明，我国成年人慢性低血压发病率约为 1.9%。由于血压低与贫血到一定程度，都会表现为头晕、乏力，因此，很多患者和这个女孩一样，认为贫血导致了低血压，甚至想用"补血"的方法来改善低血压。

但医学上，低血压与贫血是截然不同的两个概念。

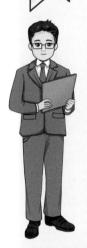

什么是贫血

贫血是指多种原因引起的外周血红细胞容量减少。减少的红细胞不能将足够的氧运送到各个组织，因此全身多个系统出现缺氧症状。血红蛋白（Hb）含量是临床上诊断贫血最常用的实验室指标。在我国，血红蛋白正常值：成年男性为 120~160 克 / 升，成年女性为 110~150 克 / 升，新生儿为 170~200 克 / 升。如果成年男性的血红蛋白含量小于 120 克 / 升，成年女性小于 110 克 / 升，就可诊断贫血。

从定义看贫血与低血压的区别

贫血与低血压都可以引起患者出现头晕、乏力、疲倦，但它们引起组织器官缺血缺氧的原因是不同的。如果把人的心血管比作"水管"，贫血就是"水管"里的"水质"出了问题，低血压则是"水管"的管子压力低。

低血压可与贫血一同出现吗

大部分贫血患者都没有低血压的情况，只有在急、慢性失血的时候，比如出现消化道出血、外伤脾破裂出血等情况，会有贫血和低血压同时存在。

低血压叠加贫血，头晕会更严重吗

低血压引起脑部缺血，会出现头晕目眩等症状。如果低血压叠加贫血，血红蛋白携带氧气减少，大脑缺血缺氧更为明显。

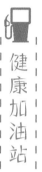

健康加油站

头晕、乏力、疲倦，就只是贫血引起的吗

当出现头晕、乏力、疲倦等症状时，不可以单纯认为是发生了贫血，需要辨别是否存在过敏、感染、心肌梗死、大量失血等引起低血压的情况，以便进行针对性的治疗。

反过来，慢性低血压患者如果出现疲倦、健忘、头晕加重，甚至发生晕厥，或出现心前区憋闷感、疼痛、心慌等不适，应去医院就诊，排除低血压合并贫血。重度、极重度贫血患者可能需要立即输血。

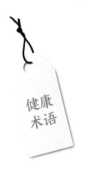

健康术语

贫血的分级

根据血红蛋白水平，可将贫血分为轻、中、重、极重四度。血红蛋白<90克/升属轻度，60克/升为中度，30克/升为重度，<30克/升为极重度。轻度贫血并不会引起明显症状，偶有头晕、头痛，全身乏力，食欲不振等症状，中度贫血患者体力劳动时心慌气短，重度贫血患者即使休息时也会心慌气短，还有失眠、记忆力减退、目眩等症状。极重度贫血患者可出现全身乏力、心慌、皮肤苍白、呼吸困难等症状，需要及时输血。

（章晓红）

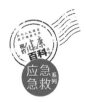

15. **低血压**患者晕倒
该怎么急救

　　大街上，丽丽又一次突然晕倒在地。幸好路人打了"120"，急救车呼啸而至，医生发现丽丽意识已经清醒，呼吸、脉搏基本正常，血压低于 90/60mmHg。丽丽说："我平常血压偏低，刚刚一阵心慌、头晕，手脚无力，就不受控制地倒在了地上，我的意识一直是清楚的，谢谢大家救我。"众人如释重负，调皮地说："原来就是慢性低血压引起的晕厥啊！不知道该怎么办，差点想上前去做心肺复苏了。"

　　慢性低血压患者容易出现头晕、眩晕、晕厥甚至昏迷，常常让人误以为发生了心搏骤停，那遇到低血压晕倒这种情况，我们应该怎么做呢？

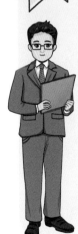

专家说　**遇到因低血压晕倒的患者，该怎么急救**

　　如遇因低血压晕倒的患者，首先考虑他们的安全，帮助他们坐下或躺下，并确保周围环境安全。然后，观察生命体征及其变化，采取不同的救治措施。

　　（1）立即将昏迷患者以仰卧位置于平地上，头略放低，松开过紧的衣领和腰带，让患者呼吸顺畅，为防止昏迷患者呕吐，应将其头部偏向一侧，并移除任何可能影响呼吸顺畅的物品。

（2）一边拨打"120"，寻求医学帮助，一边观察患者的神志、呼吸、脉搏、血压、体温等生命体征变化，检查患者有无摔伤。若病情恶化，出现无脉搏、无呼吸，则立即进行心肺复苏。

（3）大部分因低血压晕倒的患者，会在几秒或几分钟内恢复清醒。可让清醒后的患者适当休息；对疑似脱水的患者，可喝适量的水或盐水；对疑似低血糖的患者，可立即给予含糖饮料及食物。

（4）不要急于让患者站起来，必须确认患者的意识完全恢复并有能力起来，可以先帮助其缓缓坐起，给患者一个适应的过程，以免再次摔倒。

健康加油站

低血压晕倒后是否要就医

多数低血压晕倒，属于晕厥，能迅速自行缓解。部分频繁发作者、老年慢性疾病患者、晕倒后复原缓慢者清醒后，有大汗淋漓、持续头痛和头晕、恶心、呕吐、胸痛、胸闷、呼吸困难等表现或症状，应及时就医查找原因。

晕　厥

晕厥，俗称昏厥，是指患者突然发生的，严重的、一过性的脑供血障碍，从而导致颅内神经细胞缺血缺氧，表现为短暂意识丧失。发作时患者除意识完全丧失外，还因全身骨骼肌张力减低，不能维持正常姿势而摔倒在地，通常数十秒后意识会恢复。

（章晓红）

糖尿病与
低血糖

16. 为什么糖尿病患者吃得多、喝得多还**不长肉**

吃得多、喝得多还不长肉，应该是大部分人梦寐以求的事情。事实上，如果出现这种情况，请先别太高兴。因为，这种情况也许是身体出现了异常。比如糖尿病的患者就会有吃得多、喝得多、尿多、体重减轻的表现。

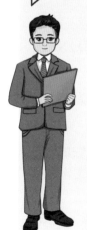

专家说

什么是糖尿病

糖尿病是由多种原因引起的以高血糖为特点的代谢性疾病。空腹血糖 ≥ 7.0 毫摩尔 / 升和 / 或餐后两小时血糖 ≥ 11.1 毫摩尔 / 升，就说明血糖高了。患者血糖升高的同时，常伴有"三多一少"，即吃饭多、喝水多、尿多、体重减轻，还可表现为容易疲劳、视力模糊等。

糖尿病患者的血糖为什么会高于正常

人体所有细胞都需要葡萄糖才能正常工作，但血糖进入细胞需要胰岛素这种激素的帮助。胰岛素的作用就像一把钥匙，可以打开细胞表面的门（受体），让葡萄糖进入细胞并被利用或储存。这样，血液中的葡萄糖水平就会下降，维持在一个平衡状态。糖尿病患者因为胰岛素缺乏或细胞对胰岛素无反应（胰岛素抵抗），血糖就不断上升。

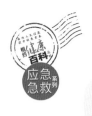

为什么糖尿病患者会出现"不长肉"的情况

即使血糖再高，糖尿病患者也无法利用葡萄糖产生能量。能量不足，一方面导致饥饿感，从而多食；另一方面，即使多食，机体依然不能很好地利用食物，还是靠分解自身脂肪、蛋白质产能，于是出现明显消瘦等表现。

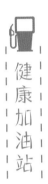

健康加油站

糖尿病患者该怎么做，才可以"长肉"

（1）每日根据体重（指患者应该有的标准体重）和体力活动强度，来计算每天适宜摄入的热量。

体力活动大致可以分轻、中、重三个等级。轻体力活动如坐办公室上班族从事的工作，每天每公斤体重需要摄入 25~30 千卡。中等体力活动如家庭主妇、售货员、服务生等从事家务、接待、机械性操作的工作，每天每公斤体重需要摄入 30~35 千卡。重体力活动如从事农耕、渔业、建筑等重度使用体力的工作，每天每公斤体重需要摄入 35~40 千卡。

（2）控制每次进食（正餐或零食）的碳水化合物，最好选择水果、蔬菜、全谷类和豆类来获取碳水化合物。控制每日进食的脂肪及其种类，最好选择橄榄油、坚果、鱼类等。保证每日进食摄入足够的蛋白质，最好选择低脂奶、瘦肉、鱼肉、蛋类、豆类、豆制品和种子类食物。

（3）缺乏胰岛素的"糖友"，应在医生的指导下规律规范使用胰岛素控制血糖，稳定的血糖水平有助于维持正常新陈代谢和营养吸收，提供必要能量和营养物质，促进"长肉"。

（章晓红）

关键词

17. 为什么糖尿病患者
经常感觉口渴

口渴 多饮 糖尿病

"三多一少"是糖尿病患者的典型表现。其中，口渴多饮是其中"一多"，有些糖尿病患者的口渴感甚至比饥饿感更明显。

什么是尿糖

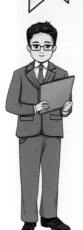

尿糖是指尿液中的葡萄糖，正常情况下，血液中的葡萄糖经肾小球滤过以后，几乎全部在近端肾小管被重新吸收进入血液。因此，最终的尿液里含糖量甚微，正常情况下，成人尿糖定性试验结果是阴性。

糖尿病患者为什么会口渴多饮

糖尿病患者葡萄糖在血液中蓄积。如果血糖增高

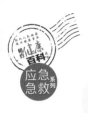

超出了肾重吸收糖的限度（8.9~10.0毫摩尔/升），葡萄糖将从尿中排出（尿糖阳性），并引起渗透性利尿（即多尿），导致水分丢失过多，出现烦渴多饮，饮水量和饮水次数都增加。

尿糖阳性，就可以诊断为糖尿病吗

现实生活中，不少人因为出现尿糖阳性而被误诊为糖尿病。在此需要强调：诊断糖尿病的依据是血糖而不是尿糖。原因有两个，其一，糖尿病患者尿糖可以阳性，也可以阴性，其二，除了糖尿病外，还有其他多种原因也会造成尿糖升高的情况出现。

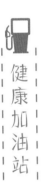

健康加油站

糖尿病患者出现烦渴多饮该怎么办

（1）严格监测血糖。

（2）主食选择全谷物，减少精白米面摄入。尽量避免果汁、甜点、巧克力等辅食，以减少血糖升高的可能性。口干的时候可以喝无糖的水。纯水中不含糖，所以饮水不但不会使血糖升高，反而会稀释血液，降低血糖，预防糖尿病酮症酸中毒等高血糖相关的急性并发症，同时还能降低血液黏度，对预防脑梗死、心肌梗死等并发症有很大好处。但也别过度饮水，引起水中毒。

（3）去医院就诊，严格控制血糖。

为什么糖尿病患者喝饮料越喝越渴

现在市面上售卖的低糖、低脂的饮料，即所谓"无糖"的饮料，仍然含有淀粉，淀粉会进一步分解为糖。摄入的糖不能被糖尿病患者利用，会使血糖进一步升高，尿中排出的糖更多，渗透性利尿更明显，加重口渴，出现"越喝越渴"的情况。因此，"糖友"们不仅要管进食，还要管饮水。最好不要饮用汽水、果汁和运动饮料。

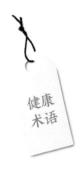

健康
术语

糖尿病酮症酸中毒

正常情况下，血中葡萄糖会在胰岛素的帮助下进入细胞，被分解产生能量、二氧化碳和水。糖尿病患者的细胞内，这个过程被打乱了，导致机体只能通过脂肪供能。"燃烧"脂肪会产生过多酮体，酮体在体内蓄积，导致血液中的酸水平过高，即糖尿病酮症酸中毒。糖尿病酮症酸中毒是一种急症，需要立即治疗。

（章晓红）

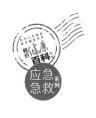

18. 糖尿病患者突然**晕倒**该怎么急救

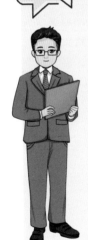

一位老大爷打完胰岛素，坐在沙发上和老伴说话。老大爷突然说："我还要站起来走一圈"，但是刚要站起来时，突然"咕咚"一声倒在了沙发上。所有家人都紧张地围着他，有的拿出速效救心丸，有的掐人中，但是老大爷没有好转。老伴突然反应过来，拿出了一瓶可乐给他灌了下去。老大爷深吸口气算是缓过来了。糖尿病患者晕倒的原因多种多样，老伴因为对家人病情的精准认知而避免了更加危险的情况发生，值得大家学习。

专家说　糖尿病患者突然晕倒，有哪些原因

（1）糖尿病常见合并症：糖尿病常合并心、脑血管病变，如冠心病、高血压、心律失常、脑梗死、脑出血等。心脏、肾脏和大脑等重要器官对于人体来说至关重要，一旦合并心、脑血管急症，会引起晕倒，甚至昏迷。

（2）糖尿病血糖相关急性并发症：一方面，严重高血糖且没有得到及时救治很可能会出现糖尿病酮症酸中毒、糖尿病高渗性昏迷等，引起晕厥甚至昏迷；另一方面，严重的低血糖会导致患者出现晕厥、昏迷等情况。因此血糖过高过低均会危及患者生命。

（3）糖尿病直立性低血压：是糖尿病性自主神经病变的一种。患者由坐位或躺位到站立状态时，心脏、血管不能快速有效反应，保障大脑供血，就会引起头晕目眩乃至晕倒。

糖尿病患者突然晕倒该怎么急救

糖尿病患者突然晕倒，是非常危险的急症。应立即查看意识、呼吸、脉搏等，如意识已丧失，应将患者放平，解开衣领，保证呼吸道通畅，并立即拨打急救电话"120"，无脉搏、呼吸时应进行心肺复苏。

糖尿病患者出现晕倒、昏迷，血糖可能很高也可能很低，有条件者，可现场检测血糖，在患者意识清醒后，可根据血糖进行处理。可让低血糖患者及时摄入糖水或食物；让高血糖患者饮用一些矿泉水。无论何种原因引起的晕倒，都应及时就医。

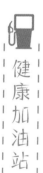

健康加油站

糖尿病患者的慢病管理新策略

对糖尿病患者来讲，其治疗不仅重视控制血糖，也要重视控制胆固醇、血压。由于胆固醇、血压对生命质量的影响大，控制简单，因此，在初诊糖尿病的同时就要像糖化血红蛋白管理一样，第一时间监测胆固醇、血压，并定期监测。

（章晓红）

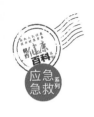

19. 为什么糖尿病患者要随身**带颗糖**

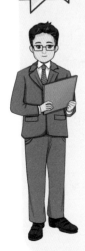

关键词

低血糖症状　随身带糖

已经过了午饭时间，一位饥肠辘辘的男性糖尿病患者还在匆忙赶路，他突然感觉眼前发黑，看到周围景物开始变得模糊……醒来后，他发现自己躺在医院床上。护士为他进行量血压、测血糖等基本检查，告知他："您是低血糖晕倒了。以后要随身带颗糖，关键时候可保命。"

都知道糖尿病患者血糖高，要控糖。为什么"糖友"们需要随身带颗糖呢？糖尿病患者的低血糖有什么特别之处，为什么这么凶险？

专家说　　**什么是低血糖**

对于糖尿病患者和非糖尿病患者来说，低血糖的定义是有差别的。接受药物治疗的糖尿病患者，如果血糖低于 3.9 毫摩尔/升，便可以诊断为低血糖，而对于非糖尿病患者来说，血糖低于 2.8 毫摩尔/升才会被诊断为低血糖。

低血糖有哪些症状

低血糖可引起自主神经兴奋症状和神经缺糖症状。自主神经兴奋症状包括饥饿感、乏力、出汗、心率加

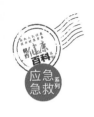

快、震颤、焦虑、收缩压增高、感觉异常等。神经缺糖症状是中枢神经系统神经元葡萄糖耗竭后而引起的，症状包括抽搐、意识改变、精神行为异常，轻者表现为嗜睡、意识模糊，重者昏迷。如果低血糖严重并持续，可导致死亡。

为什么糖尿病患者低血糖的警戒线设定相对高一些呢

这是因为，接受药物治疗的糖尿病患者发生低血糖的风险比普通人高得多，而低血糖对糖尿病患者（尤其是对老年或合并心血管疾病的患者）的危害比高血糖更甚，因此，要适当放宽糖尿病患者低血糖的诊断标准，这样可以预防严重低血糖事件的发生，保证生命安全。

健康加油站

容易发生低血糖的非糖尿病人群有哪些

机体有一套全自动血糖稳态调节系统，由多个参与葡萄糖调控与利用的器官组成，包括大脑、胰岛、肝脏、肠道、肌肉与脂肪等。这些器官在感知到血糖水平的变化后，根据变化的血糖水平自主通过一系列作用对血糖进行调控，从而维持血糖稳态。

非糖尿病人群出现低血糖是罕见的，主要见于以下两种情况。

（1）严格节食减肥人群、进食不规律者：严格节食减肥、不按时进餐会导致人体葡萄糖补充不及时以及不足量，从而产生低血糖症状。

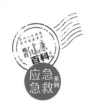

（2）患有某些疾病：例如肝脏疾病、肾脏疾病、胰岛素瘤、胰高血糖素缺乏等，都可以导致低血糖的发生。

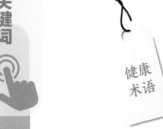

健康术语

餐后综合征

餐后综合征用于描述餐后症状如同低血糖发作，但无低血糖证据的情况。患者在摄入高碳水化合物后出现低血糖症状，并在调整膳食后症状消退，改善方法包括：少食（少量餐食或零食）多餐（每3小时1次），摄入富含纤维的食物，避免摄入高糖食物以及规律运动。

（章晓红）

20. 为什么糖尿病患者
也会发生**低血糖**

低血糖最常见于糖尿病患者。

糖尿病患者擅自增加用药剂量、错误使用降糖药物、锻炼过多而进食量不够、两餐间隔时间太长（未按时进餐）、腹泻等，均会引起低血糖。偶尔，糖尿病患者也可因为空腹饮酒刺激了胰岛素分泌、抑制了肝糖原输出，出现低血糖。

专家说 糖尿病低血糖如何分类

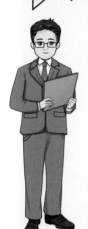

（1）严重低血糖：发生低血糖后，患者不能自救，需要他人协助才能恢复神志。

（2）症状性低血糖：低血糖症状典型且明显，血糖 ≤ 3.9 毫摩尔 / 升。

（3）无症状性低血糖：无典型低血糖症状，但血糖 ≤ 3.9 毫摩尔 / 升。

（4）可疑症状性低血糖：有低血糖症状，但未检测血糖。

（5）相对性低血糖：有低血糖症状，但血糖 ≥ 3.9 毫摩尔 / 升。

为什么病程较长的高血糖患者更容易发生无症状低血糖

除病程较长的 1 型糖尿病患者外，老年糖尿病患者、长期频繁发生低血糖的患者以及存在神经病变的糖尿病患者容易出现无症状性低血糖。这可能是因为长期高血糖状态及反复的低血糖刺激会损伤自主神经，降低交感神经的敏感性，使机体对低血糖反应的灵敏度下降甚至丧失。这种无症状性低血糖，更是让人防不胜防，因此，糖尿病患者不要凭症状感知血糖高低，要定期监测血糖，要在医生的指导下选择适合自己的降糖药物。

哪些糖友，更容易出现低血糖

（1）使用胰岛素或胰岛素促泌剂（如格列本脲、格列吡嗪、格列美脲、瑞格列奈、那格列奈、米格列醇等）的糖友。

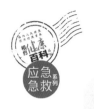

（2）有自主神经功能障碍的糖友。

（3）肝、肾功能不全的糖友。

（4）血糖控制过严的糖友。

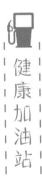
健康加油站

糖尿病患者如何预防低血糖

（1）糖尿病患者遵医嘱按时用药，不要擅自增加用药剂量。

（2）按时监测血糖。保证空腹血糖不低于 4.4 毫摩尔 / 升，以减少低血糖的发生风险。

（3）服药后要及时足量进餐，避免饮酒。

（4）勿空腹活动，在进行体育锻炼或运动量大的工作前应适当加餐。

（5）警惕夜间低血糖的发生，为避免夜间低血糖的发生，可于晚上临睡前少量加餐或调整晚间胰岛素剂量。

（6）随身携带糖、巧克力或含糖饼干等易保存食物，当自感发生症状性低血糖时，应及时进食。

（章晓红）

21. 发生低血糖**晕倒**
该怎么急救

低血糖往往比高血糖更可怕，短时间可能致死。因此，有人戏称"高血糖要钱，低血糖要命"。

但早期识别低血糖不能单单靠症状。有的低血糖发作会有症状表现，有的低血糖发作甚至无症状和知觉。

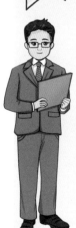

为什么说只要是降糖药物，都有引起低血糖的风险

不少糖尿病患者认为，只有打胰岛素的患者才需要关注低血糖。事实上，低血糖并不是胰岛素的"专利"，只要是降糖药物，无论是口服降糖药还是胰岛素，如果使用不当，都会导致低血糖。

还有哪些特殊情况需要警惕低血糖

吃得太少、剧烈运动、用药不当会导致低血糖，还有一些隐匿状态因为影响血糖摄入、吸收、或胰岛素分泌等，会引起低血糖。

（1）呕吐、腹泻：可使碳水化合物摄入减少，从而诱发低血糖。

（2）空腹饮酒：酒精会促进胰岛素分泌，因此空腹饮酒容易导致低血糖。

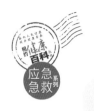

（3）一次性食用过多果糖（如荔枝）：一方面大量果糖聚集，出现转化酶"供不应求"的状态，不能及时将果糖转化为葡萄糖；另一方面，果糖刺激人体分泌大量胰岛素，血液内葡萄糖供应不足，从而引发低血糖症状。

如何对发生低血糖晕倒的患者进行急救

（1）将患者平卧，防止受伤。

（2）有条件者立即监测血糖。

（3）呼唤患者，如果患者意识清醒，最有效的方法就是进食含糖食品，如糖果、含糖饮料、蜂蜜等。

（4）如果患者出现喝水呛咳或昏迷状态，不宜进食，否则有窒息风险，此时应使其侧躺保证气道畅通，并拨打急救电话；如果患者感觉嗜睡、反应迟钝，也不能强行给糖块，应立即拨打急救电话，将患者紧急送往医院救治。

（5）若患者出现心搏骤停，则立即进行心肺复苏。

为什么某些糖尿病患者发生低血糖时，吃糖也可能不管用

某些药物如 α- 糖苷酶抑制剂（阿卡波糖、伏格列波糖等）通过抑制肠道黏膜上的 a- 葡萄糖苷酶，减缓肠道内葡萄糖的吸收。使用这类降糖药的糖尿病患者如果出现低血糖，食用蔗糖或者淀粉类食物，并不能纠正低血糖，a- 葡萄糖苷酶已经被抑制，不能转变成葡萄糖。急救时，需要喝葡萄糖水或者蜂蜜水。

如何预防低血糖后再次低血糖

（1）有低血糖症状时，需要立刻测血糖，若血糖 ≤ 3.9 毫摩尔 / 升，要吃 15 克糖类食物，也就是 2~5 个葡萄糖片、半杯橘子汁、5~6 块水果糖、两大块方糖、一大汤勺蜂蜜、一杯脱脂牛奶（任选其一）。

（2）15 分钟后，再次测血糖，如果血糖仍然低，需要继续补充糖类食物。

（3）如果距离下次吃饭时间在 1 小时以上，建议吃些淀粉或者蛋白质食物。

（章晓红）

四

脑出血、脑梗死与晕厥

22. 为什么**没受外伤**脑袋里面也会出血

生活中，因为外伤导致头部流血或者引发颅内出血的情况比较常见，但有的人既没受磕碰又没摔跤，为何突发脑出血？脑出血，俗称脑溢血，是指在非外伤的情况下，由自身原因引起的脑内血管自发性破裂造成脑内出血。它是脑血管病常见的类型，具有发病迅速、病情变化快、高致残率和死亡率的特点，患者常有多种不同程度的后遗症，需积极治疗，并进行康复训练，以提高生活质量。

关键词

脑出血 病因 诱因

专家说

除了外伤，哪些原因会导致脑出血

脑出血最常见的原因是高血压合并小动脉硬化，其他原因包括动静脉畸形、脑淀粉样血管病、血液病（如白血病、再生障碍性贫血、血小板减少性紫癜、血友病、红细胞增多症和镰状细胞病等）、接受抗凝或溶栓治疗等。

高血压脑出血是怎么发生的

高血压脑出血的主要发病机制是脑内细小动脉在长期的高血压作用下发生慢性病变破裂。颅内动脉具有中层肌细胞和外层结缔组织少以及外弹力层缺失的特点。长期高血压可使脑细小动脉发生变性、坏死，甚至形成微动脉瘤或夹层动脉瘤，在此基础上血压骤然升高时易导致血管破裂出血。

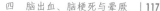

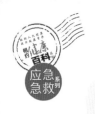

哪些因素可能会诱发脑出血

（1）不良生活方式：如吸烟、酗酒、过度肥胖、暴饮暴食等。

（2）情绪剧烈波动：交感神经系统兴奋，肾上腺素增加，心跳加快，血管急剧收缩，使血管容易破裂，诱发脑出血。

（3）气候变化：内分泌的正常代谢受到影响，使血液黏稠度与血浆纤维蛋白、肾上腺素含量升高，毛细血管痉挛性收缩和脆性增加、血压升高，易造成血管破裂，诱发脑出血。

（4）休息不充足：长期过度劳累或睡眠不足可能出现血压升高的现象，从而引发脑动脉硬化，诱发脑出血。

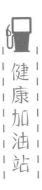

健康加油站

脑出血的高发人群有哪些

（1）中老年人，尤其是男性。

（2）高血压、糖尿病、阻塞性睡眠呼吸暂停患者。

（3）长期吸烟、饮酒者。

（4）超重或肥胖者。

（5）作息不规律、工作压力大的人群。

（6）颅内恶性肿瘤患者。

（曹　彦）

23. 为什么**手脚发麻**、**头晕呕吐**要警惕**脑出血**

关键词

脑出血一般表现为突发的剧烈头痛、意识障碍、单侧肢体乏力、言语困难、视力障碍、肢体麻木、头晕呕吐等。这些症状的出现通常是突然的，并且可迅速恶化，一旦出现这些症状，应立即寻求医疗帮助。

专家说

脑出血有什么表现

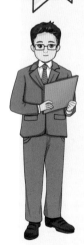

脑出血前多无预兆，往往突然发生，若突然出现以下症状需引起警惕：较为剧烈的头痛或长期的头痛突然加重，尤其伴有严重的恶心、呕吐，也可伴颈背部疼痛等；突然出现肢体麻木、无力，口角㖞斜等；突然说不出来话，或说话含糊，或听不懂别人说话等；视物模糊、眼部胀痛和重影等；原因不明的困倦或神志不清、躁动，尤其伴大小便失禁等；突发的头晕、视物旋转，晕倒在地；另外，脑出血后血压明显升高，少数病例出现痫性发作，严重者迅速转入意识模糊或昏迷，甚至出现脑疝。

脑出血表现　预防　治疗

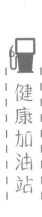

如何预防脑出血

（1）保持良好的生活习惯：提倡积极健康的生活方式，形成合理、健康的饮食习惯。并且减少盐分摄入、戒烟酒，还需要坚持体育锻炼。

（2）定期健康体检：对于高危人群来说，要定期进行健康体检。如有脑血管疾病家族史患者、酗酒者、肥胖患者、糖尿病患者、高血压患者，需要进行生活习惯干预与指导。

（3）预防便秘：既往有脑血管病史者要多喝水，多吃粗粮，保证大便畅通。如果出现便秘，可以用开塞露、番泻叶进行治疗，避免解大便用力导致血压升高。

（4）注意冬季保暖：脑卒中的多发季节为冬季，冬季天气寒冷、血管收缩，会导致患者血压升高。

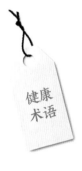

健康术语

脑疝

脑疝是颅内压增高的严重后果，是部分脑组织因颅内压力差造成移位，当移位超过一定的解剖界限时，称之为脑疝。脑疝是神经系统疾病最严重的症状之一，如不及时发现或救治，可直接危及生命。

（曹　彦）

24. 脑出血患者现场该怎么急救

"紧急送医，挽救大脑"，面对脑出血患者时，这是急救关键。脑出血是一种十分严重的医疗紧急情况，通常由脑血管破裂引起。这种出血可能发生在大脑的任何部位，会导致周围脑组织受损。

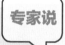

专家说

脑出血的严重性

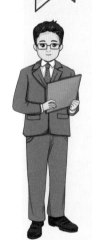

脑出血是一种危及生命的急症，涉及颅内血管的破裂和血液流出，出血量及出血部位决定了患者的症状及预后，有较高的致残致死率，发生后须立即就医。

脑出血患者现场该怎么急救

（1）将患者平稳地安置在安静、通风良好的环境中，避免移动患者，以防加重出血或其他伤害。

（2）若患者意识清醒，应使其头部和肩部略微抬高（约30度），该姿势有助于促进静脉回流，可降低颅内压力。

（3）密切注意患者的呼吸、意识状态，特别是有无颅内压力增加的迹象，如头痛呕吐、呼吸减慢、心率脉搏减慢等，如患者有呕吐，则将其头部偏向一侧，以防止呕吐物误吸。如果患者失去意识，出现心跳呼吸停止，应立即开始心肺复苏。

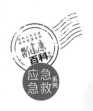

（4）立即拨打急救电话"120"，详细说明患者的症状和状况，迅速送往医院。

脑出血发生后有哪些治疗方法

（1）内科治疗：首要原则是保持安静，稳定血压，适当降颅压，防治脑水肿，防治并发症，早期康复等。

（2）外科治疗：治疗目的在于及时清除血肿、缓解脑疝，挽救生命，尽可能降低血肿压迫所致神经功能损伤，需专科医生评估手术指征。

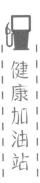
健康加油站

脑出血患者出现抽搐该怎么办

若患者出现抽搐，应将其安置于空气流通处，平卧位，使头偏向一侧以防吸入唾液及呕吐物，并解开衣扣，保持呼吸道畅通，避免患者受伤。在等待急救人员到来时，继续密切监测患者的呼吸和意识状态。

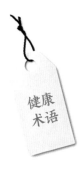
健康术语

颅内压

颅内压是指头骨内的压力，通常由脑组织、脑脊液和血液维持平衡。脑出血会引起颅内压力升高，可能导致严重的脑部损伤或功能丧失。

（曹　彦）

25. 为什么**一觉醒来**突然嘴巴歪了、手脚也不灵活了

关键词

脑梗死　醒后卒中　识别

一觉醒来，发现自己嘴巴歪斜，手脚不灵活，这是人们在睡眠中发生了脑卒中所致，也被称为醒后卒中，须立即就医。醒后卒中，是指入睡时无急性脑卒中症状，醒后被本人或其他人发现有脑卒中症状的脑梗死。

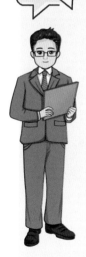

专家说

什么是脑梗死

脑梗死，又称缺血性卒中，是指各种原因所致脑部血液供应障碍，局部脑组织缺血缺氧性坏死，相应神经功能缺损的一类临床综合征。脑梗死是脑卒中最常见类型，约占 70%~80%。

怎么识别脑梗死

脑梗死是可以预防的，但有时候也防不胜防，这就需要我们能够第一时间发现和治疗，争取把脑梗的伤害降到最低。向大家科普一下快速识别判断脑梗死的"FAST"原则，帮助大家在发生脑梗死的时候能够第一时间发现、第一时间治疗。

（1）F——脸（face）：突然出现脸部不对称、口角㖞斜。

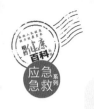

（2）A——胳膊（arm）：突然出现一侧手没力，一侧胳膊举不起来。

（3）S——说话（speech）：突然出现说话不流利，口齿不清晰。

（4）T——时间（time）：若出现上述情况之一，要第一时间拨打"120"、第一时间赶到医院就诊。

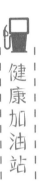

脑梗死的"黄金急救时间"是多久

众所周知，脑梗死严重威胁人类的健康。至今，重组组织型纤溶酶原激活物（rt-PA）溶栓治疗是急性脑梗死最有效的措施，目前仅能对发病 4.5 小时内的脑梗死患者进行静脉溶栓治疗，并且时间越早效果越好，脑出血风险越小，神经细胞死亡得越少，终身残疾的可能性也小一些。把握好急性脑梗死发病后的"黄金 4.5 小时"，第一时间为患者行静脉溶栓治疗，需要患者家属、医生双方的努力，以尽可能缩短院前时间和入院后至静脉溶栓的时间。

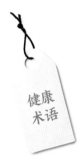

静脉 rt-PA 溶栓治疗

目前，世界公认，再灌注治疗是降低急性脑梗死患者致残率和致死率的唯一有效手段。而静脉溶栓治疗是目前最重要的恢复脑血流灌注的措施，全世界的治疗指南在急性脑梗死患者治疗中，都将溶栓治疗作为第一推荐手段。其中静脉 rt-PA 溶栓是针对脑梗死超早期的治疗。

（曹 彦）

26. 为什么**抽烟的人**更容易发生脑梗死

吸烟是脑梗死的主要危险因素之一，可加速血管硬化、升高血浆纤维蛋白原水平、促进血小板聚集、降低高密度脂蛋白水平等，烟草中的尼古丁还可刺激交感神经促使血管收缩、血压升高。戒烟是预防脑梗死的重要措施。

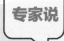 **专家说**

脑梗死的高危因素有哪些

（1）年龄（男 ≥ 45 岁，女 ≥ 55 岁）。

（2）早发心脑血管疾病家族史。

（3）吸烟。

（4）缺乏体育运动。

（5）肥胖。

（6）高血压。

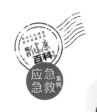

（7）心房颤动。

（8）糖尿病。

（9）血脂异常。

（10）具有冠心病或其他外周动脉缺血表现等。

如何预防脑梗死

（1）**防治高血压**：食用清淡的食物，控制食盐摄入量，控制脂肪的摄入，多锻炼，控制体重，高血压患者需要长期服用降压药，控制血压在正常范围。

（2）**防治心脏病**：由于心脏病所导致的脑梗死患者需要注意自身身体状况，并长期进行药物治疗，如果比较严重，需要对其进行危险因素评估后，制订合适的医疗方案。

（3）**防治糖尿病**：高血糖是脑梗死发病的独立危险因素，很大一部分脑梗死患者有糖尿病，糖尿病患者出现脑梗死的概率是普通人的4倍。

（4）**防治血脂异常**：低密度脂蛋白增高是颈动脉粥样硬化的危险因素，一般人群需要控制血脂浓度，血脂异常时服用药物进行治疗。

（5）**戒烟、避免过度饮酒**：长期吸烟和过度饮酒都是导致脑卒中的危险因素，烟草中的尼古丁会导致脑血管病变并且会使患者血压升高，长期过度饮酒也会刺激患者的脑神经及脑血管，提倡戒烟限酒，并积极向身边人宣传烟酒的危害。

（6）**控制体重**：肥胖人群更容易患脑梗死。

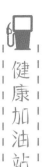

对脑梗死患者而言，有哪些饮食注意事项

脑梗死患者要注意限制高脂肪、高胆固醇的食物，比如动物脑、内脏及各种蛋糕和糖果等，要多吃低脂肪、低胆固醇的食物，比如酸奶、豆类、瘦肉、禽肉、鱼类等，同时要多吃含有维生素的食物，比如洋葱、大蒜、香菇、木耳等。平时要少吃盐，少喝含糖的饮料。

（曹 彦）

27. 脑梗死患者现场如何急救

脑梗死发生时，大脑的某一部分因缺血而迅速损伤，这可能导致永久性的神经功能损害。因此，快速识别和紧急处理至关重要。

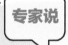

专家说

脑梗死的主要症状有哪些

脑梗死较为典型的症状为半身不遂、突然晕倒，以及言语智力的障碍，较为常见的症状可以分为主观症状、脑神经症状以及躯体症状，其中主观症状会表现为头晕、头痛、眩晕、恶心、呕吐、失语等；脑神经症状为中枢性面瘫或者假性延髓性麻痹，如饮水呛

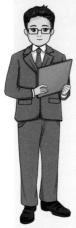

咳或吞咽困难等；躯体症状为肢体的偏瘫、步态不稳、偏身感觉减退、肢体无力以及大小便失禁等。还有可能导致严重的脑水肿、颅内压升高以及少见的癫痫发作等。

脑梗死发生后现场该怎么急救

（1）呼叫急救中心或及时送到附近医院检查、抢救。

（2）保持呼吸道通畅：解开领口，颈部垫高，头部偏向一侧，及时清理口鼻分泌物及呕吐物，以防流入气管引起窒息或吸入性肺炎。

（3）避免不必要的搬动，使患者绝对卧床，保持合适体位，以保证脑血液回流。

（4）控制血压：如有条件应立即测量血压，若血压 ≥ 180/110mmHg，适当应用降压药对症处理，但不可降至过低。

（5）心理安慰：保持镇静、安慰患者，避免患者因过度紧张或恐惧而使病情加重。

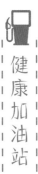
健康加油站

脑梗死的治疗方式有哪些

脑梗死早期最有效的治疗是开通血管，患者发病后应尽早就医，经过专业医生的评估，在时间窗内可通过溶栓或取栓开通血管，千万不要抱着"等等看"的心理，以免错过抢救的"黄金时间"；对于梗死区较大的患者，需要缓解脑水肿，可以使用脱水剂或者利尿剂，降低颅内压，有效地改善脑代谢，如有必要，可采用去骨瓣减压术等来减轻脑水肿，以防止脑疝引起的危险；脑梗死发生后可能会有轻重不一的功能障碍，宜遵医嘱在合适的时机尽早行康复锻炼。脑血栓是脑梗死形成的一种较为常见的类型，具有高死亡率、高复发率、高致残率和高发病率四个特点，严重者可能导致患者失去生命，所以还需要终身服药以防止疾病的复发。

（曹　彦）

28. 为什么有的人好好的 **突然就晕倒**了

老百姓所说的晕倒也就是医学上所说的晕厥，又称昏厥，是一过性全脑低灌注导致的短暂性意识丧失，其特点是突然、短暂和可自行完全恢复。典型晕厥发作持续时间一般不超过 20 秒，少数可持续数分钟。它可能是无害的，但有时也可能是严重疾病的信号。

大多数晕厥无先兆症状而突然出现意识丧失倒地，部分患者晕厥前有先兆表现，包括眩晕、视力模糊、出汗、面色苍白、耳鸣、恶心等。

专家说

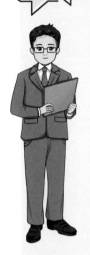

晕厥有哪些症状表现

（1）前驱期：部分患者晕厥发作前可出现头晕及周身不适、视物模糊、耳鸣、面色苍白、出汗等先兆。此时，患者取头低足高位可阻止晕厥发生。

（2）发作期：大多数晕厥无先兆症状而突然出现意识丧失。个别晕厥可出现四肢痉挛性抽搐，瞳孔散大，流涎等。其特点为发病迅速，发作时间短暂，大多数意识丧失时间不超过20秒。部分心源性晕厥患者可发生猝死。

（3）恢复期：患者苏醒后定向力（即一个人对时间、地点、人物以及自身状态的认识能力）和行为随即恢复正常。老年人可有一段时间的意识混乱逆行性健忘，甚至呕吐和大小便失禁。部分患者可有明显乏力，少数患者可因身体失控而发生外伤，以头部外伤较多见。

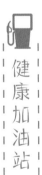

健康加油站

哪些人容易出现晕厥

（1）部分久坐、久卧的人群：可能会因突然起身而发生晕倒，这类患者大多是因为直立性低血压造成晕厥，往往稍作休息便能得到缓解。

（2）久站的人群：通常是出现了神经反射性晕厥，由于血压的降低致使脑供血不足，引发意识丧失而晕厥。这类晕厥主要发生于青少年和儿童。

（3）老年人也容易晕倒，多由于其患有脑梗死、脑缺血等脑血管疾病，晕厥的本质大多是由于脑供血不足所产生的短暂性脑缺血，或因脑血管堵塞造成的脑细胞受损。

（4）常见的晕倒人群还包括心脏疾病患者，如心血管疾病（心绞痛、心肌梗死）等，该疾病易导致患者发生晕厥或者猝死，也是最严重的一类晕厥，须及时就医治疗。

（5）腹压降低也会导致晕厥，在排尿、排便后，一些人可能因腹压骤降导致大脑供血减少，从而晕倒。

（祝　旺）

29. 为什么晕厥后哪怕清醒了也 **一定要就医**

晕厥通常短暂，有时也可能是更严重疾病的预警。因此，即使人在晕厥后迅速恢复，也应就医排除潜在的严重问题，如心律失常和器质性心脏病等，切勿掉以轻心。

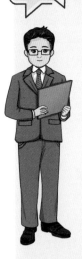

常见的晕厥类型有哪些

（1）神经反射性晕厥：①血管迷走神经性晕厥。以青年女性、体质虚弱者常见。诱发因素包括激动、恐惧、焦虑、急性感染、创伤、剧痛等，在疲乏、饥饿、妊娠、高温、通风不良及各种慢性疾病等情况下更易发生。②颈动脉窦性晕厥。突然转动头部或衣领过紧均可刺激颈动脉窦引起反射性心率减慢，导致血压一过性下降而晕厥。③情景性晕厥。是指特定情况如排尿、排便、咳嗽、站立等相关神经介导的晕厥，亦可见于创伤后应激障碍患者，此类晕厥多见于青年男性。

（2）直立性低血压晕厥：直立性低血压，又称体位性低血压，包括原发性和继发性自主神经功能紊乱以及低血容量状态。患者多由平卧位或久蹲，突然站立出现血压极速下降，脑灌注不足导致短暂性意识丧失。

（3）心源性晕厥：①各种原因（包括药物）导致的心动过缓或快速性心律失常均可导致急性脑缺血而发生晕厥；②器质性心脏病，包括心脏瓣膜病、急性心肌缺血、心肌梗死、肥厚型心肌病、左心房黏液瘤、心脏压塞等。

晕厥发生后要做哪些检查

（1）必要时应检查直立或卧位血压，心率、心律及有无神经系统定位体征。

（2）常规血糖、血常规检查。怀疑有心源性晕厥者必须做心电图，24 小时动态心电图及超声心动图检查，必要时做心电生理检查。对疑有脑源性晕厥者需做脑电图、头颅 CT 或 MRI、经颅多普勒超声等检查，必要时做脑血管造影检查。也会做一些特定的检查，如使心率变慢、血压降低，诱发晕厥从而查找病因。常见的有颈动脉窦加压试验、倾斜试验等。

健康加油站

晕厥的诱因有哪些

晕厥的发作往往存在下述诱因：如疼痛、恐惧、情绪紧张、空气污浊、疲劳、排尿、咳嗽、精神刺激、用药、失血、衣领过紧等；低血糖性晕厥的每次发作均与空腹有密切关系。

（祝　旺）

30. **晕厥**后现场该怎么急救

晕厥是突然发生的短暂意识丧失，是临床上常见的急危症，由自主神经对外周血管失调所致者，虽然常常反复发作，但预后良好；由严重致命性疾病所致者，如严重窦性心动过缓、房室传导阻滞、心脏瓣膜病等，需要住院治疗，甚至立即手术治疗。

晕厥倒地后该怎么急救处理

处理晕倒分为两种情况，自己晕倒自救和别人晕倒救助。

（1）自己晕倒的处理方法：自我感觉恶心、头晕、即将晕倒时，在站立时尽量坐下或躺下，预防因为晕厥导致摔伤；坐下或躺下后，稍微多休息会儿，防止起来时二次晕厥。

（2）别人晕倒的处理方法：①发现晕倒的病患，先判断其是否意识丧失，大声呼喊或拍打双肩确认其是否有反应。②确认其呼吸、脉搏情况，再以此为依据对其施以援救。如果晕倒患者有呼吸和脉搏，让患者平躺的同时要将腰带和紧身衣物松解开，尽量抬高患者的双下肢，以确保大脑能得到足够的血液供应，促进患者的苏醒，将患者的头偏向一侧，防止胃内容物倒吸堵塞气管引发窒息；如果患者没有呼吸或心跳，应立即心肺复苏。③当晕倒的患者存在明显的损伤和出血现象时，应及时包扎止血，同时拨打"120"或送至医院救治。

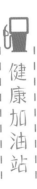

避免晕厥可采取哪些措施

（1）注意饮食：保持营养均衡，包括摄入足够的蛋白质、维生素和矿物质。避免过度节食或食用过多咖啡因和糖分。

（2）避免长时间站立：如需长时间站立，应尽量分散站立时间或者在需要站立时间较长的情况下使用支撑物。

（3）穿舒适宽松的衣物：避免穿着过紧或不透气的衣物，特别是炎热天气时。

（4）保持体液充足：多喝水，保持身体充足的水分，避免脱水。

（5）预防低血糖：保持血糖水平稳定，适当定时进食，避免过度饥饿。

（6）定期体检和治疗潜在疾病：定期身体检查，及时发现和治疗潜在的心血管疾病、神经系统疾病和代谢性疾病，是预防晕厥的重要手段。

（祝　旺）

五

哮喘、耳石症、癫痫与过敏

31. 为什么有人闻到 **花粉**或**刺激气体** 就会咳嗽、**喘不上气**

每年春秋季鲜花盛开时，我们会见到有人止不住地咳嗽、流鼻涕、打喷嚏，甚至突然气促、呼吸困难；在日常居家中，有人在清扫、消毒厕所时，忽然憋气，不能活动，一般发生这种情况，很有可能是支气管哮喘（以下简称"哮喘"）发作，这与花粉及刺激性气体有着密切的关系。

专家说

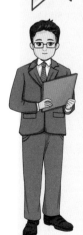

什么是哮喘

哮喘是嗜酸粒细胞、肥大细胞和 T 淋巴细胞等多种炎性细胞参与的呼吸道慢性炎症。这种炎症使易感者对各种激发因子具有呼吸道高反应性，并可引起呼吸道缩窄，表现为反复发作的喘息、呼吸困难、胸闷或咳嗽等症状，常在夜间或清晨发作、加剧。

为什么花粉、刺激性气体会引起哮喘发作

花粉、刺激性气体都属于过敏原（即变应原），当一些特定人群吸入过敏原后，在机体的气道免疫 - 炎症机制和神经调节机制等多种机制的共同作用下，呼吸道黏液分泌增加、平滑肌收缩，进而阻碍呼吸，产生呼吸困难等哮喘症状。

花粉 刺激气体 过敏 哮喘

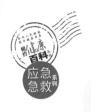

引起哮喘发作的常见过敏原还有哪些

　　理论上几乎任何物质都可以引起过敏，但哪些人会发生过敏，取决于是否为易感者。至今比较明确的过敏原约 500 种，能够用特异性免疫球蛋白 E 抗体检测出来的过敏原约为 450 种。大致包括：屋尘和粉尘、花粉、真菌、昆虫、纤维、皮毛、食物、化妆品等。

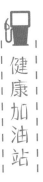

健康加油站

如何避免哮喘发作

　　研究表明，哮喘是由多种遗传因素和环境因素共同作用引起的疾病。因此，有哮喘遗传史或者易感人群应该充分了解自己、了解病因、了解药物，尽最大可能避免接触致病因素和诱发因素，对于特应性哮喘患者，也可以在专业人员的指导下采用脱敏疗法来提高患者对过敏原的耐受性。

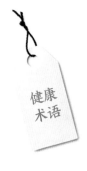

健康术语

气道高反应性

　　气道高反应性是指气道对各种刺激因子呈现高度敏感状态，某些患者接触这些刺激因子时，气道表现出过强或过早的收缩反应，引起气道管腔狭窄和气道阻力明显增加。患者气道一旦受到外界刺激会发生异常的过度收缩反应，临床表现出咳嗽、喘息、气促、呼吸困难等症状。

（郭树彬）

32. 为什么哮喘患者需要
随身带药

在影视作品中，我们经常看见有的角色会突然气促、神色慌张，然后匆忙拿出一个小药瓶，晃两下，往嘴里吸两口，瞬间整个人就缓过来了。这种情况很有可能是哮喘发作，对于这类患者来说，随身携带药物十分重要。

哮喘发作会有生命危险吗

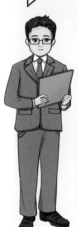

少数哮喘患者发病时可能导致生命危险。如接触过敏原或其他原因诱发出现哮喘急性发作，以及重症哮喘或哮喘持续状态突然严重发作，患者因得不到及时、有效治疗，引起气道严重阻塞或其他心肺并发症导致心跳呼吸骤停，可在 2 小时内死亡，即"哮喘猝死"。

哮喘患者为什么要随身带药

哮喘是一种急性病，发病时会发生气促、咳嗽、胸闷等呼吸困难症状。重症及危重症哮喘的患者，可迅速发生缺氧症状，进而对脑、心、肾等多器官及组织造成损伤，并危及生命。轻、中症患者，如不及时控制，会使呼吸肌因过度运动，发生呼吸肌疲劳，进

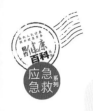

而加重病情，危及生命。反复哮喘发作，会导致气道重构，使肺内血管压力增高，并发肺心病。所以，需要及时控制哮喘发作，缓解症状、减少不良预后，故需要随身携带药物。

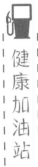

健康加油站

哮喘患者应该随身携带哪些药物

哮喘患者随身携带的药物包括沙丁胺醇、特布他林、福莫特罗、布地奈德以及一些复合制剂等。当哮喘急性发作时，这些药物可有效缓解哮喘症状，保护患者生命。但以上药物具有一定的副作用，除了紧急情况，平时需在临床医生的指导下用药。

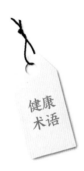

健康术语

哮喘持续状态

哮喘持续状态常指哮喘严重持续发作达 12 小时以上，经常规药物治疗无效。但事实上，许多危重哮喘病例的病情发展常常在一段时间内逐渐加重，有致命性急性发作的可能，而不应过度强调发作时间。

（郭树彬）

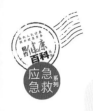

33. 哮喘急性发作
该怎么急救

哮喘急性发作是威胁哮喘患者生命安全的主要风险，无论老少，如果不能在发作时得到及时、有效的处理，都会造成不可挽回的严重后果，甚至因此失去生命。那么，在哮喘急性发作的急救中，除了利用自身携带药物进行简单处理，我们还需要做些什么呢？

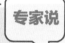

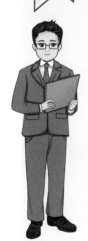

哮喘急性发作时该怎么急救

（1）立即协助患者取半坐卧位：让患者保持半坐卧位，缓解呼吸困难，并安抚其情绪，切记不要给患者喂水、喂饭，以免阻塞呼吸道，发生窒息。

（2）应用药物：让患者含住自己随身携带的药物喷雾剂喷口，在深吸气时喷 1~2 下，一般可以迅速缓解呼吸困难。

（3）吸氧：如果有条件，可以给患者吸氧，可用鼻导管或面罩进行充分湿化的氧疗，以 2~4 升 / 分为宜。

（4）心肺复苏：当患者出现呼吸心跳停止时，请立即拨打急救电话"120"，并对其行心肺复苏。

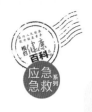

哮喘急性发作时，需要用呼吸机吗

哮喘患者急性重度发作，经药物积极治疗，大部分患者可得到缓解，但仍有少数患者病情继续恶化，发生危重急性呼吸衰竭，出现严重缺氧和二氧化碳潴留伴呼吸性酸中毒，如不及时抢救，会危及生命。这时，由于气道阻力很大，胸廓过度膨胀，呼吸肌处于疲劳状态，须及时采用呼吸机，才能取得满意疗效。

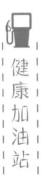

日常生活中如何降低哮喘发作风险

（1）部分患者可找到引起哮喘发作的过敏原或其他非特异刺激因素，应脱离并避免这些危险因素，比如患者有食物过敏史，在饮食上需加以注意，避免食用鱼、虾、蛋等易引起过敏的食物。

（2）哮喘患者平时应注意加减衣物，适当锻炼身体，避免因受凉、感冒及接触过敏原而加重病情。

（3）有干咳、呼吸紧迫感、连打喷嚏、流泪等哮喘发作先兆时，应立即就医。

（4）治疗哮喘的药物应随身携带，且患者及家属均应熟练掌握正确使用雾化吸入器的方法。

（郭树彬）

34. 为什么经常**无故头晕目眩**还伴有**呕吐**

您是否曾在改变体位或头位时突感眩晕，甚至伴有恶心？这种症状持续几秒就会缓解。如果曾出现类似情况，那很可能是耳朵中的耳石引发的，俗称耳石症。那么，耳石究竟是什么，为什么会导致眩晕呢？

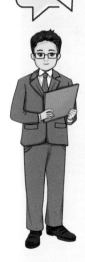

专家说

什么是耳石症

耳石症，又称"良性位置性眩晕"。我们的耳朵分为外耳、中耳和内耳。其中内耳由两部分组成，一部分是耳蜗，负责听力，当它出问题，听力就会下降；另一部分是前庭器官，管理平衡，当它发生问题，就会产生眩晕。

耳石颗粒是一种碳酸钙结晶，只有 20~30 微米，固定在内耳两个耳石器（椭圆囊斑和球囊斑）中，维系人体的平衡。耳石症就是耳石颗粒不听话，跑到内耳的半规管里去了。

耳石症为什么会导致眩晕呕吐

正常情况下，头部运动时，半规管内的液体冲击壶腹嵴，让你感觉到在运动。而当耳石颗粒脱落入半规管时，会干扰平衡信号的传递。只要头转动，如翻

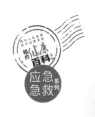

身、起床、抬头、低头，这些耳石颗粒就会跟着滑动，间接地刺激壶腹嵴，从而使人产生眩晕或头晕，伴有恶心。当发作次数逐渐频繁，可出现心悸、气短、出汗、手麻、呕吐、腹泻、乏力、视物模糊、行走不稳等症状。这是因为内耳的平衡感知系统被扰乱，大脑无法准确感知头部位置，从而引发这些症状。随着病程的延长，发作程度多可减轻。

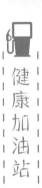

如何鉴别耳石症与颈椎病引起的眩晕

可以从性质、伴随症状、诱发因素、眼球震颤四方面鉴别（表2）。

表2 耳石症与颈椎病引起眩晕的鉴别要点

鉴别要点	耳石症引起的眩晕	颈椎病引起的眩晕
性质	短暂、突发、在头位变换时诱发的眩晕	眩晕可能伴随颈部疼痛，持续时间较长，与头部位置关系不大
伴随症状	耳鸣、听力下降等内耳症状	颈椎疼痛、肩部紧张等颈部症状
诱发因素	由头位变换引发，如从躺着到坐起	与颈部姿势的改变、头部移动关联，但并非唯一触发因素
眼球震颤	有	无

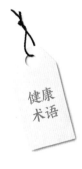

前庭器官

前庭器官位于内耳，包括三个半规管、椭圆囊和球囊，感知头部位置和运动，维持平衡。它通过感知头部的旋转和线性运动向大脑传递信息，帮助我们维持身体平衡。前庭器官的功能障碍可能导致平衡问题和眩晕。

（郭树彬）

35. 为什么**耳石症**会经常复发

耳石症是可以痊愈的，也有常复发的。对于有复发情况的患者，随着时间的延长，复发率会呈逐渐升高的趋势。那么，耳石症究竟为何会复发？我们又该如何应对这种情况呢？

为什么耳石症会经常复发

（1）患耳石症者，可能因前庭功能受损，尚未完全恢复。这种情况下，耳石的基础不牢固，容易造成耳石再次脱落。

（2）患者可能有剧烈的运动，导致头部过度震动或晃动，导致耳石再次脱落。

（3）高风险人群，因劳累、熬夜、压力、高血压、糖尿病、突发性聋、前庭神经炎、耳部外伤或长期固定卧位等，易致耳石症复发。

（4）外伤患者，可因头部撞击、外伤导致耳石非正常脱落。

（5）女性更年期前后，雌激素水平下降，缺钙发生骨质疏松，局部结构的变化会增加耳石症的风险。

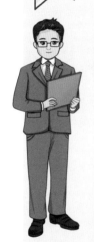

关键词

耳石症　复发　前庭　康复训练

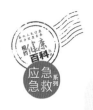

耳石症复位后仍感觉头晕该怎么办

耳石症复位后若仍感头晕，可以适当使用一些抗头晕的药物治疗，如果药物治疗无效，可以辅助前庭康复训练。现在临床应用最多的是 Brandt-Daroff 前庭康复训练法，其步骤如下。

第一步：患者端坐于床上（图 10 ①）。

第二步：让患者迅速向患侧（耳石症这一侧）侧卧位（图 10 ②），待头晕感减轻后再停留 30 秒。

第三步：患者回到坐位（图 10 ③）；待头晕感减轻后，再迅速向健侧（对侧）侧卧位（图 10 ④），停留 30 秒，然后回到坐位（图 10 ①）。

整个训练需重复 10~20 遍，每天 3 次。如连续 2 天无头晕，可停止训练。

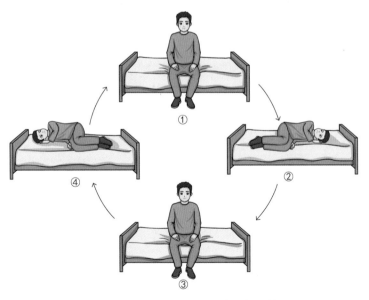

图 10　Brandt-Daroff 前庭康复训练

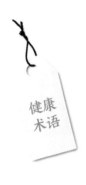

如何减少耳石症的复发

患者可通过调整生活方式减少耳石症的复发。建议多晒太阳以补充钙质，改掉不良生活习惯，避免紧张、焦虑、剧烈运动、药物滥用，保证充足睡眠，进行情绪管理，控制基础代谢疾病。此外，注意避免长时间保持一种体位的睡眠姿势，避免头部的剧烈运动，如摇头、甩头、蹦跳等。

健康加油站

关键词

耳石症 手法复位

健康术语

Brandt-Daroff 前庭康复训练

通过体位变化中的机械力使半规管内的耳石松动和消散，同时增强前庭中枢的代偿功能，能有效改善复位后残余头晕及不稳感的症状。

（郭树彬）

36. 耳石症发作该怎么
快速缓解

生活中，当耳石症发作出现眩晕等症状时，不要太紧张，采取迅速而有效的措施即可缓解。本文将给您一些行之有效的

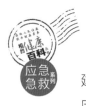

建议，帮助您应对这种突发的眩晕感，解决耳石症给您带来的困扰！

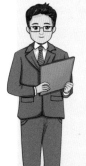

耳石症的物理复位法

（1）后半规管 Epley 手法复位法（图 11）。

1）患者呈端坐位，将头部向患侧转 45 度。

2）患者躺下，头后仰 10~20 度，持续 20~30 秒，或直到眼球震颤或眩晕时停止。

3）头向健侧转 90 度，持续 20~30 秒，或直到眼球震颤或眩晕时停止。

4）头继续向健侧转 90 度，身体转过去，持续 20~30 秒，或到眼球震颤或眩晕时停止。

5）让患者坐起，保持头颈弯曲 20~30 秒。

（2）后半规管 Semont 手法复位法。

1）患者呈端坐位，头转向健侧 45 度。

2）快速向患侧躺下，保持头位 30 秒以上。

3）随后快速向对侧翻转 180 度后躺下，保持头向健侧 45 度位置，维持 1 分钟后坐起。

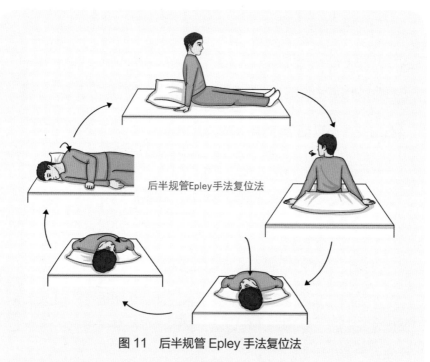

后半规管Epley手法复位法

图 11　后半规管 Epley 手法复位法

（3）向地性外半规管 Gufoni 手法复位法。

1）向健侧躺下，保持 2 分钟。

2）将头部向健侧（地面）旋转 45 度，保持 2 分钟。

3）直接坐起来，回到坐立位，头朝前。

（4）离地性外半规管 Gufoni 手法复位法。

1）向患侧躺下，保持 2 分钟。

2）将头部向健侧旋转 45 度，保持 2 分钟。

3）直接坐起来，回到坐立位，头朝前。

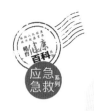

对于一些诊断较困难或自行耳石复位效果不佳的耳石症患者，建议至专科门诊就诊，可采用如手法联合转椅辅助双模式，进行个体化难治性的耳石的复位治疗。

耳石症发作可以使用药物治疗吗

耳石症急性发作期，最主要的症状为眩晕，所以可酌情选用抗眩晕药物，降低前庭神经的兴奋性、缓解症状，如晕车药，在药店即可买到。

耳石症是否需要手术治疗

不是所有耳石症患者都需要手术治疗。手术治疗一般适用于顽固性耳石症，病程在 1 年以上，保守治疗经久不愈，生活和工作受到严重影响者。

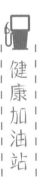

健康加油站

耳石症需要复位几次

临床上 90% 左右的患者基本上一次复位后眩晕会明显消除，效果立竿见影。还有一部分患者则需要多次复位，尤其是对于外半规管嵴帽结石症患者，往往需要复位 2~3 次。

（郭树彬）

37. 为什么有人好好的突然倒地**全身抽搐**

关键词

倒地 抽搐 癫痫

在日常生活中或电视新闻中，我们时常看到有人发生突然倒地，并伴有全身抽搐，甚至口吐白沫等表现，大家第一反应是这个人发生了癫痫。

癫痫在民间称为羊癫疯或羊角疯，在过往医疗水平还相对较低的时候，人们谈"癫痫"而色变，更有甚者将癫痫患者视为洪水猛兽。然而随着医学知识的科普，越来越多的人对癫痫有了新的认识。

什么是癫痫

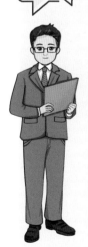

正常情况下，人体大脑会产生各种电信号调节全身活动，但在各种病因作用下，大量神经元同时放电，这些异常信号传送到全身产生一系列相应的症状，就是癫痫。患者可能表现为意识丧失、四肢抽搐、僵硬、口吐白沫、双眼上翻等；有时也会出现突然自言自语、叫喊，身体不自主地活动等表现。

为什么癫痫发作时会倒地并出现全身抽搐

癫痫发作时，由于脑异常放电刚好激活了肌肉组织，此时会有不同程度的肌肉抽搐。当全身

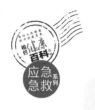

肌肉组织都接收到了脑组织传来的异常信号时就表现为全身抽搐。

癫痫大发作有什么表现

癫痫大发作是最常见的发作类型。约 14% 的患者有先兆，在意识丧失前感到胃部不适、头晕等。全身肌肉强直性收缩，头向后仰，双上肢屈曲强直，双下肢强直伸直。瞳孔散大，呼吸暂停，面色青紫。全身肌肉发生有节律的抽动。可伴有大、小便失禁。抽搐停止后，患者仍处于昏睡状态。清醒后，患者对发作过程不能回忆，自觉头痛、乏力、肌肉酸痛。

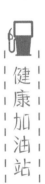

健康加油站

癫痫发作有哪些诱发因素

诱发癫痫发作的因素比较多样，如精神刺激、缺少睡眠、饥饿、饮水过多、发热、疲劳、闪光、惊吓、饮酒、突然停药等。对于有癫痫病史的患者，一定要有针对性地采取预防措施，如按时吃药，保证每日足够的睡眠时间，避免一切刺激，进食清淡且富有营养的食物，避免饥饿或是进食过饱，不要接触烟酒，避免接触有油烟的环境，适当地参加一些慢走活动，注意预防上呼吸道感染。癫痫者禁止参加和攀高、游泳、驾驶以及高压电机旁作业等有关的工作。

（郭树彬）

38. 感冒会引起**癫痫**吗

时常我们会听到家长慌张地求助："孩子发热抽搐了，该怎么办？"有些成年人也会在发热感冒中出现意识丧失。那么，这是不是癫痫呢？呼吸道的感染又怎么会引起癫痫？

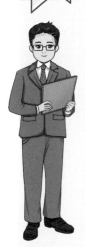

感冒如何导致癫痫发作

如是病毒感染，机体产生免疫反应，生成大量的炎性物质，这些物质进入大脑引起体温升高，从而诱发脑组织电活动发生紊乱；儿童和青少年由于免疫功能和脑功能尚未发育完全，严重感冒时病毒可能进入大脑，更容易诱发癫痫。除了病毒感染，细菌、真菌、支原体、衣原体导致的中枢神经系统感染，也可能诱发癫痫发作。

还有哪些疾病可能引起癫痫

（1）损害脑部组织的疾病：如脑血管病、脑部肿瘤等，都可能导致癫痫发作。

（2）慢性疾病：如糖尿病、甲状腺功能亢进等，这些疾病会影响体内代谢平衡，间接导致癫痫发作。

（3）外伤：如脑部外伤、脊髓损伤等，会造成神经系统损伤，导致癫痫发作。

（4）神经系统变性疾病：如帕金森病、阿尔茨海默病等，也会导致癫痫发作。

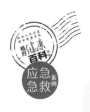

如何区别热性惊厥与癫痫

　　热性惊厥（曾称高热惊厥）和癫痫有区别，它是指小儿因中枢神经系统以外的感染引发发热时所出现的惊厥，1~3 岁时最为常见。由高热引起的惊厥，大部分于发热开始后的 12 小时内、在体温上升时出现。小儿的脑组织耗氧量相对较高，脑发育不成熟，脑部的结构简单，化学成分包括神经递质易发生不平衡。因此在发热诱发下易发生惊厥。

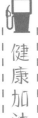

健康加油站

怎样预防热性惊厥转变成癫痫

　　及时采取适当的抗痫剂可有效地预防热性惊厥的复发。及早地采取预防热性惊厥复发措施，可大大地减少患儿热性惊厥转变成癫痫的比率。目前已经证明多种抗痫剂如苯巴比妥、丙戊酸镁、丙戊酸钠以及安定类药物均有很好地预防热性惊厥复发的作用。

（郭树彬）

39. 癫痫突发现场该怎么**急救**

　　当我们身边有人突然倒地抽搐，不免会引起一片慌张，有人急忙掐人中、喂水，有人死命按住患者，让他动弹不得，也有人束手无策，只等着"120"来解决……这些做法对吗？遇到这种情况，我们究竟该怎么做呢？

专家说

癫痫发作前会有预兆吗

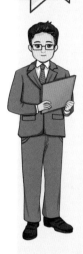

有的，患者在癫痫发作前的数小时或数日，会出现头晕、胃部不适、易激惹、烦躁不安、忧郁情绪、心境恶劣、常挑剔或抱怨他人等症状。这就是癫痫发作前的所谓先兆症状。当出现先兆症状时，预示着患者可能在几小时或几日后会出现癫痫发作。此时，应做好应对大发作的预防，以保证患者发作时不致损伤头、舌及躯干、四肢。

癫痫突发现场该做些什么

（1）保持冷静，绝大多数癫痫发作会在1~2分钟内停止。

（2）防止跌倒，确保周围没有可能导致伤害的东西，比如尖锐物品及楼梯等。

（3）松开颈部衣物，使患者侧卧。

（4）将枕头或者衣物放在患者头下。

（5）呼叫"120"，等待医护人员到来。

（6）切勿将木棍、勺子等物品放入患者嘴中，这样弊远大于利。

（7）遇到癫痫大发作时，需要关注患者的呼吸状态。可以用压舌板压着舌头防止舌后坠堵塞呼吸道。癫痫大发作时呼吸道分泌物较多，易造成呼吸道阻塞或吸入性肺炎。自大发作开始，应将患者头侧向一方，以便分泌物自然流出。

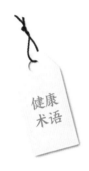

癫痫发作时"掐人中"有用吗

癫痫发作是由大脑异常放电引起的，对于一次已经开始的大发作，目前没有什么办法能使其中止，只有大脑放电结束，发作才会中止。有时掐一会儿人中发作停止了，也是碰巧因为发作性放电结束了，遇有癫痫患者大发作时，应该采取规范的保护措施，"掐人中"并没有作用。

癫痫持续状态

即以持续的癫痫发作为特征的病理状态。一次癫痫发作持续 30 分钟以上，或者虽有间歇期，但意识不能恢复，反复频繁发作接连 30 分钟以上，就称为癫痫持续状态。若癫痫发作频繁，接连多次不止，但间歇期意识恢复，生命体征正常，称为连续性癫痫发作。

遇到癫痫发作怎么办

（郭树彬）

40. 为什么我们的身体会发生 **过敏反应**

关键词

过敏反应 过敏原 过敏体质

过敏通常是指机体接触过敏原后引起免疫系统异常的疾病。患者在发病时可能会出现皮肤瘙痒、红肿、恶心、呕吐、头晕等症状，严重者还可以出现呼吸困难和休克等症状。过敏是一种比较常见的疾病，因其严重者可以致死，所以需要引起公众的注意与重视。

为什么我们的身体会发生过敏反应

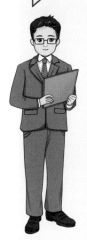

人体有一个免疫系统，它的功能多样，包括免疫防御、免疫监视和免疫稳态等。通常情况下，免疫系统发挥正常的免疫功能，大部分或绝大部分人都不会发生问题，但有少部分的人会因为过度免疫而发生过敏反应。过敏反应的发生有两个条件：第一，这个个体是过敏体质，家族中有人有过敏史，肯定要比一般人更容易发生过敏性疾病；第二，抗原的二次接触，当机体第一次接触过敏原时往往不会发生过敏反应，当再次接触相同过敏原时，机体就会发生过敏反应。

生活中常见的过敏有哪些

生活中常见的过敏，包括食物、空气微粒以及药物过敏。常见的引起过敏反应的食物有鸡蛋、牛奶、

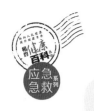

小麦、花生、鱼和虾蟹等海鲜、豆类、坚果类等。空气中的过敏原，常见的有花粉、尘螨和霉菌、动物皮毛碎屑等，其中尘螨、霉菌、宠物过敏原常导致长期过敏症状。

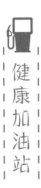

健康加油站

引起过敏的途径有哪些

根据途径的不同可以分为以下三种。

（1）吸入性变态反应疾病：常见的有过敏性哮喘、变应性鼻炎等。

（2）食入性变态反应疾病：如食物过敏。

（3）接触性变态反应疾病：接触性皮炎、荨麻疹、紫外线过敏等。

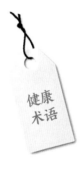

健康术语

过敏体质

过敏体质一般是指容易发生过敏反应和过敏性疾病而又找不到发病原因的体质。有过敏体质的人群可发生不同的过敏反应及过敏性疾病，如有的患湿疹、荨麻疹，有的患过敏性哮喘，有的可发生药物性皮炎（药疹），甚至剥脱性皮炎。

（郭树彬）

41. 为什么**急性过敏**时
每个人的症状会不一样

关键词

很多人一到春天就流鼻涕、眼睛痒；有些人闻到异味会突然呼吸困难；有些人护肤后全身起了很多风团，瘙痒难忍；甚至有的人在吃了"消炎药"突然不省人事……这些可能都是过敏引起的问题，但为什么轻重不一，表现也千差万别呢？

专家说 **为什么急性过敏时每个人的症状会不一样**

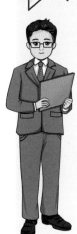

急性过敏反应主要可以表现为躯干四肢出现水肿性的红斑风团，伴有剧烈瘙痒，这是最典型的急性过敏，也就是急性荨麻疹的表现以及症状。另外，急性过敏还可以表现为呼吸急促、腹痛、腹泻等系统症状，严重者甚至可以出现呼吸困难和休克症状，更有甚者可能会危及生命。

患者会出现不同症状的原因如下：第一，过敏原不同，不同的过敏原可能会导致患者出现不同的症状；第二，不同机体对过敏原的反应程度不同，导致每个个体出现不同程度的过敏反应。

急性过敏常有哪些表现

（1）皮肤过敏症状：皮肤过敏症状是最常见的过敏表现之一，主要表现为皮肤瘙痒、红斑、水疱、皮肤干燥、皮肤发炎等症状。

急性过敏 过敏症状 荨麻疹

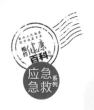

（2）鼻黏膜过敏症状：通常指鼻子过敏性炎症，主要表现为鼻塞、流鼻涕、打喷嚏、咳嗽等症状。

（3）呼吸系统过敏症状：主要表现为气喘、胸闷、呼吸困难等症状。这种过敏症状通常由某些气味、烟雾、化学气体等过敏原所致。

（4）眼部过敏症状：主要表现为眼睛充血、瘙痒、泪水过度分泌等症状。这种过敏症状通常由于眼部接触到一些过敏原，如花粉、灰尘等所致。

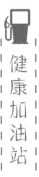

健康加油站

急性过敏有生命危险吗

有。急性过敏可能造成呼吸道严重水肿，引起窒息，甚至导致心跳、呼吸骤停。另外，有些过敏原（主要是药物），可能导致过敏性休克。通常都是突然发生且很剧烈，若不及时处理，常可危及生命。

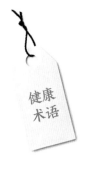

健康术语

荨麻疹

是一种常见的过敏性皮肤病。接触过敏原后，身体不特定的部位会冒出一块块形状、大小不一的红色斑块，这些产生斑块的部位，会瘙痒难忍。

（郭树彬）

42. 针对**不同类型的过敏**
我们应该怎么急救

不同患者在发生急性过敏时，症状差别较大，除了去除过敏原等一般性治疗，根据每位患者的症状轻重、累及系统不同，治疗的侧重点也有所不同。

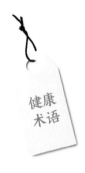
健康术语

喉头水肿

指各种原因造成喉黏膜下的疏松结缔组织充血水肿，一般起病较急、发展较快，可引起上呼吸道梗阻，危及生命。主要原因包括感染性疾病如急慢性喉炎，以及非感染性疾病如心脏病、肝硬化、药物或食物过敏。

专家说

针对不同类型的过敏我们应该怎么急救

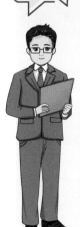

当过敏发生时，尤其是患者出现呼吸困难、休克等严重危及患者生命的症状时，我们应当如何进行救治呢？

（1）轻症患者应该查找过敏原，及时远离过敏原，并避免再次接触。

（2）皮肤出现急性过敏，可以表现为皮疹泛发周身，颜色鲜红，伴有剧烈的瘙痒。此时过敏症状比较

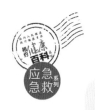

严重，需要静脉滴注甲泼尼龙或地塞米松这类激素。如果患者有感染病灶或者是高血压等疾病，不适合应用激素，可以改用具有类激素作用的药物，同时口服盐酸依巴斯汀或者是盐酸非索非那定，涂抹炉甘石洗剂。

（3）对眼部过敏，通常使用抗组胺药及外用洗眼液、眼药水等。

（4）对于鼻黏膜过敏，治疗方法包括使用抗组胺药、鼻喷剂等，转移到空气清洁的环境也会有帮助。

（5）急性呼吸道过敏可能会出现憋气、呼吸困难，这时如出现喉头水肿，需要及时送往医院进行相应的抢救治疗，因为耽误治疗会有生命危险。

过敏性休克有哪些明显表现

过敏性休克有两大特点，首先是休克表现，即血压急剧下降到80/50mmHg 以下，患者出现意识障碍，重则昏迷。

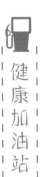

健康加油站

遇到过敏性休克该怎么办

过敏性休克是最凶险的过敏性疾病。一旦发生，应立即停止接触或摄入可疑的过敏原。将患者平卧，保持呼吸道通畅，及时拨打"120"送医。若患者出现心搏骤停立即进行心肺复苏。

（郭树彬）

六

鼻出血、
咯血、
呕血

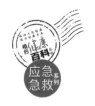

43. 为什么孩子总是
反复出现鼻出血

儿童是常发生鼻出血的群体，有的甚至经常发生，许多家长为此头痛不已、惊慌失措，民间也常采用一些土办法进行处理。其实，大多数人对于小朋友流鼻血的原因未太关注，家长应重视反复出现的鼻出血，及时送医查找原因。

专家说 **鼻出血与哪些疾病有关**

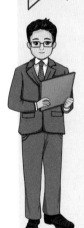

（1）儿童鼻黏膜脆弱，上呼吸道感染、鼻炎、鼻窦炎可导致其黏膜更为脆弱，致使鼻黏膜易糜烂、出血。

（2）先天性血管异常也可能导致鼻出血，如遗传性出血性毛细血管扩张症、动静脉畸形。

（3）血液系统疾病，血小板功能异常或数量减少、白血病、凝血功能异常等也可导致鼻出血。

（4）鼻结核、鼻肿瘤等也可以导致反复鼻出血。

（5）除自身疾病外，面部外伤、鼻骨骨折、鼻腔异物等也可能导致鼻腔异常出血。

鼻出血与哪些生活方式有关

不良个人习惯和饮食习惯可能导致儿童反复鼻出血。部分儿童因鼻子痒、不适等，容易抠鼻子，使鼻黏膜变薄，或划伤鼻黏膜导致出血。另外，如儿童流涕时，一直擤鼻涕，就会对鼻黏膜不断造成刺激，也会导致鼻出血。还有部分儿童进食蔬菜水果等富含维生素的食物较少，缺乏维生素，致毛细血管弹性减低、脆性增加，易破裂出血。

鼻出血与哪些环境因素有关

气候条件较差，如空气干燥、寒冷、气压低、室温过高等都可以引起鼻出血，尤其是秋冬季。化学试剂等有害物质进入鼻腔也可以引起鼻出血。

健康加油站

鼻出血可以预防吗

因环境因素、不良生活习惯引起的鼻出血是可以预防的。如秋冬干燥季节，可用加湿器增加空气湿度，如发现鼻腔黏膜红肿，可在儿童鼻腔内涂抹红霉素眼药膏，滋润鼻黏膜，防止局部干燥。要纠正儿童的不良生活习惯，避免反复揉搓鼻子或抠鼻孔，让儿童多喝水、多吃蔬菜、少食油腻辛辣，加强运动，增强体质。养成良好排便习惯，避免便秘时排便过度用力导致血管张力增加破裂出血。

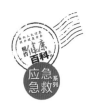

关键词

鼻出血 仰头 止血

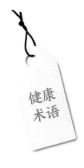

健康术语

鼻出血

鼻出血，又称"鼻衄"，多因鼻腔病变引起，也可由全身疾病所引起，偶有因鼻腔邻近病变出血经鼻腔流出。

（袁　伟）

44. 为什么鼻出血时
不要仰头

　　鼻出血时，人会不由自主仰头，是见到出血时的一种条件反射，但这不仅不利于止血，反而会带来其他危害，甚至造成生命危险，这究竟是什么原因？采取什么样的体位才是正确的？让我们掌握科学的方法，从容应对。

仰头时鼻血会流向哪里

　　鼻出血时仰头并不会减少鼻腔出血，因为仰头既不能使血液凝固，也不能使伤口闭合，所以出血会继续增加并向后鼻腔倒流至口咽部，可能会进入消化道或气管。

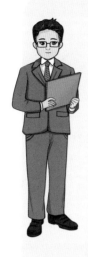

鼻出血时仰头有什么危害

血液如果倒流到咽喉、食管甚至胃部，刺激到黏膜，很容易引起咽喉、胃部不适，甚至引发呕吐，也可能导致头晕甚至摔倒；如果血液顺鼻腔流入鼻咽部，再流入口中，可能引起患者心理恐慌；如果误吸呛入气管则可能导致咳嗽、气促，甚至吸入性肺炎；当出血量较大时，还可能阻塞气道，出现呼吸困难、窒息，造成生命危险。

鼻出血时应该采取什么体位

鼻出血时不要平躺、仰头，要尽量避免说话和咳嗽，以减少刺激鼻黏膜，防止发生再出血；鼻出血时应尽量保持镇静、坐位，以减少紧张情绪导致血压升高、心率加快使流血不止等情况的发生；鼻出血时应保持头略前倾、稍低位，以降低气道的开放状态，即使出血量较大涌入后鼻腔及口咽部时，也能减少误吸的发生。

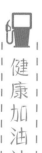

健康加油站

鼻出血恢复正常后是否需要检查

如果鼻出血在短时间内自行止血，一般不需要到医院就医检查，但仍需要继续观察。如果短时间内反复多次出血，则需要前往耳鼻咽喉科就诊，做一些针对鼻腔的相关检查以及血压或血液等全面检查，明确出血原因，以便对症治疗和祛除病因治疗。

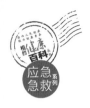

关键词

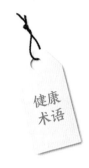
健康术语

鼻出血 现场急救

吸入性肺炎

吸入性肺炎通常是由于误吸引发的肺部炎症。误吸是指将口咽分泌物或胃内容物等吸入到气道，常见于儿童和有吞咽功能障碍的年老体弱者。鼻出血仰头也是导致误吸的危险因素。根据吸入物的不同，可表现为气道的刺激、感染甚至梗阻等症状，如咳嗽、气促、发热，严重者可出现呼吸困难、窒息。

（袁 伟）

45. **鼻出血**现场该怎么处置

在日常生活中，见到血大家容易害怕或是慌乱。鼻出血的出血速度和出血量比划伤等小伤口更吓人，尤其是儿童鼻出血，家长们难免会过度紧张，导致小朋友出现恐惧和焦虑情绪，加快孩子的血液循环，流血更快。因此，在应对鼻出血时保持冷静的态度与做好紧急处理同样重要，那具体该怎么做，我们一起来看一下。

专家说

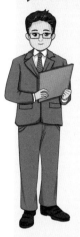

鼻出血有哪些止血方法

面对鼻出血，须保持冷静，正确应对，针对鼻出血主要有以下几种止血方法：①捏鼻止血；②冰敷止血，可以用碎冰袋隔着毛巾冰敷在额头或鼻根处，目的是收缩血管，减少鼻腔血供；③药物止血，需要在医生的指导下用药；④鼻孔填塞，当出血量较大，以上几种方法均无效时，可以用干净的纱布填塞出血的鼻孔；⑤如果出血量大且出血不止，可前往医院治疗，包括电凝止血、冷冻或激光治疗。

如何正确捏鼻止血

捏鼻止血是鼻出血现场最简单有效的方法。首先采取坐位，身体微微前倾、头略低，用拇指和食指捏住鼻梁下方的软骨部，不要往鼻腔内塞任何东西，其间也不要频繁松手观看是否流血，5~10分钟后，看鼻血是否止住，如果没止住再捏10分钟，依旧不能止血者应前往医院就医。

鼻出血止不住该怎么办

如果采取上述措施后，鼻出血还是止不住，或者出血量大，并伴有脸色苍白、出冷汗、心率加快等，则应该及时送往医院。另外，如果反复流鼻血，也要到医院检查，看看是否存在鼻炎、鼻腔异物、血管畸形、鼻咽肿瘤或血液病等。

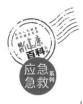

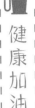

咳嗽 痰中带血 咯血

鼻出血止血后有哪些注意事项

鼻出血止血后，为防止再次流血，不要急于清理鼻孔内的血凝块，避免打喷嚏和用力揉鼻子，待血痂松动后逐渐缓慢清理。

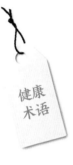

电凝止血

电凝止血是指利用高频电流的热量来凝固血管，从而止血。这一方法适用于小血管出血，有操作简单、安全性高、创伤小的优势。

（袁　伟）

46. 为什么有时咳嗽咳出来的
不是痰而是血

提到咳嗽咳痰，大家一定觉得这是常见现象，可能是急性呼吸道感染，也可能是慢性支气管炎等，那为什么有时候咳出的痰液会带血丝，甚至是血块呢？小量咯血仅表现为痰中带血，但大量咯血的患者会咳出鲜红色血液，甚至引发呼吸道阻塞引起窒息。

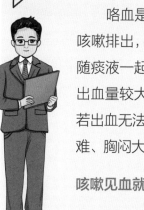

什么是咯血

　　咯血是指咽喉部以下任何呼吸道部位的出血，经由咳嗽排出，所以咳出来的是血。当少量血液渗出血管，随痰液一起排出体外时，就是痰中带血；当血管破裂，出血量较大，排出体外呈鲜红色时，就是活动性出血；若出血无法通过咳嗽排出体外，可能会引起患者呼吸困难、胸闷大汗、窒息，严重的可能有生命危险。

咳嗽见血就一定是咯血吗

　　不一定。如果出血来源于口腔、咽部、鼻腔等喉以上的部位，也是可以通过咳嗽，经过口腔排出体外的。通过对出血量、出血性状的描述，或者拍照片记录呈现给医生，再经过对口腔、鼻腔、咽喉等部位的检查加以甄别。

怎么区分咯血和呕血

　　从口腔排出的血有可能来自口鼻咽喉部，也有可能来自上消化道（如食管、胃肠道等）。具体该如何进行区分呢？

　　咯血发生前可能出现咽喉部发痒不适、胸闷、咳嗽等先兆，常有肺部或者心脏基础疾病。大量咯血患者常常出现呛咳、心跳加快、呼吸急促、恐惧焦虑等不适。由于呼吸道出血后会迅速排出，常常为鲜红色血液。

　　呕血来源于上消化道，多见于食管、胃和十二指肠疾病。呕血常伴有胃内容物一同吐出，由于经过胃液的消化，多呈咖啡色；出血量较大较急时，呈暗红色，多伴有面色苍白、出冷汗、血压下降等全身表现。另外，呕血常伴随近日大便变黑。

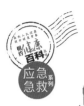

健康加油站

如何判断咯血的程度

根据咯血量，可细分为小量咯血（24小时内的咯血量 <100ml），中等量咯血（24小时内的咯血量在 100~500ml 范围之内），大量咯血（24小时内的咯血量 >500ml 或一次咯血量 >100ml）。记录咯血量对鉴别疾病具有一定意义。

（袁　伟）

47. 为什么**不抽烟的人**
也会发生咯血

在电视剧中，我们经常看到演员"咳血"，其实，"咳血"的专业医学名词叫作"咯血"。电视中的"咳血"多半预示着肺癌或者肺结核，实际上，在日常生活中，咯血并不只是肺癌和肺结核患者的专属症状，即使没有肺部疾病，也可发生咯血。

为什么抽烟的人发生咯血的概率较高

抽烟的人大多患有呼吸道相关疾病（如慢性支气管炎、支气管扩张等），由于支气管和肺部实质的病

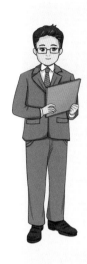

变，血管壁的通透性增加，甚至破裂，容易发生咯血。此外，香烟中所含的尼古丁是一种致癌物质，长期吸烟可能导致肺癌。当癌细胞侵袭肺血管时，很容易引起咯血。所以，切记——吸烟有害健康！

哪些疾病会引起咯血

（1）呼吸系统疾病：①支气管疾病，如支气管扩张、支气管肺癌等；②肺部疾病，如肺炎、肺真菌感染、肺脓肿、肺结核、肺栓塞、肺泡炎等。

（2）心血管系统疾病：心脏瓣膜病、先天性心脏病、心力衰竭、血管炎等，这些疾病可以造成肺淤血、血管畸形等，间接导致患者的支气管和肺部损伤，可能发生咯血。

（3）血液系统疾病：血友病、急性白血病、血小板减少等，这类疾病也可以导致患者止血、凝血功能差，从而易发生咯血。

（4）此外，一些急性传染病、风湿性疾病也可以导致咯血。目前，国内常见的咯血病因是肺结核、支气管扩张、肺癌、肺部真菌感染。

引起咯血的其他常见因素有哪些

使用抗凝血药物、抗血小板药物、非甾体抗炎药等也可能引起咯血。特别要注意管理好灭鼠药，误服后可影响凝血功能，导致咯血。另外，一些有创检查和治疗也会不可避免地损伤呼吸道，引起咯血，如经皮肺活检、支气管镜检查、介入治疗等。

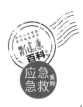

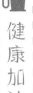

健康加油站

关键词

咯血 急救

咯血是一种很严重的疾病吗

咯血是一种常见的临床症状，提醒患者存在潜在疾病，咯血量的多少与疾病的严重程度可能并不一致，大量咯血时有窒息的风险，需要引起重视。在积极进行止血治疗的同时，要查找咯血的病因，从根本上解决问题，原发病决定着疾病的严重程度、能否治愈以及复发的风险等。

（袁　伟）

48. **咯血**发生后现场该怎么急救

大量咯血可能导致窒息，患者面临死亡的威胁，甚至来不及赶到医院实施专业治疗。因此，咯血的现场急救尤为重要。

专家说

咯血现场该怎么急救

我们的目标是——预防窒息！身旁有人发生咯血时要保持冷静，安抚患者情绪，避免激动，否则血流加速，血压升高，出血量会增加；应及时清除口鼻分泌物，确保呼吸道通畅，鼓励咳出血痰，不要对咳嗽产生恐慌，不可屏气或者吞咽，避免引流不畅甚至窒

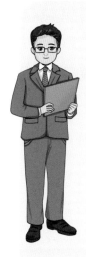

息，同时也要避免剧烈咳嗽导致呼吸道损伤加重咯血；如果患者有心血管系统基础疾病，发生咯血时，需立即静卧休息，采用患侧卧位。

咯血患者什么情况下需要立即就医

如果发生咯血，即建议就医，小量或中量咯血可自行前往医院，可以选择呼吸科或急诊科就诊。如果发生大量咯血或者反复咯血，有窒息风险或呼吸困难、大汗、意识模糊、烦躁不安等表现，或者使用家中自备的血氧仪监测指脉氧低于90%，需要拨打"120"立刻就医，选择急诊科就诊。

咯血患者日常应该注意哪些

导致咯血的疾病大多难以治愈，所以对于咯血，重在预防。生活上，应该提倡戒烟，保持健康的生活及饮食方式，规律作息并适当运动，以提高机体免疫力，有助于维持肺功能。由于呼吸道感染是诱发咯血的最常见原因，除增强抵抗力外，减少接触呼吸道病原尤为重要，例如，减少出入人多或卫生条件差的公共场所，外出佩戴口罩，避免与呼吸道感染或发热的患者近距离接触或交流。此外，注意避免劳累、情绪激动和焦虑。

关键词

呕血 喝酒

咯血的颜色不同有什么意义

鲜红色：提示有活动性出血，风险高，甚至有生命危险，需要立即处理，刻不容缓。

暗红色：提示为陈旧性出血，血液已经排出并存在于气道一段时间，严重程度较活动性出血低。

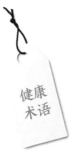
健康术语

指脉血氧饱和度

指脉血氧饱和度是指在手指末端的血氧饱和度，间接反映机体是否缺氧以及缺氧程度。日常中可以利用一种无创性监测仪器进行测定，正常值范围一般在 95%~100%。若静息时指脉氧低于 90%，建议及时就医。老年人低氧血症常常起病隐匿，建议身边常备仪器便于监测。

（袁　伟）

49. 为什么**不喝酒的人**
也会呕血

呕血是多种疾病导致的上消化道出血，血液经口腔呕出的症状。现实生活中，呕血的发生并不少见，有些呕血患者长期喝酒，有些则不然。所以，喝酒并不是导致呕血的唯一因素，有很多因素需要我们警惕，以避免发生呕血。

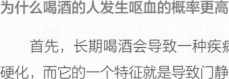

为什么喝酒的人发生呕血的概率更高

首先，长期喝酒会导致一种疾病，叫作酒精性肝硬化，而它的一个特征就是导致门静脉高压、食管 - 胃底静脉曲张，也就是血管过于充盈，张力很高，很容易破裂出血。当摄入食物、酒精、药物后，它们刺激血管，导致血管破裂出血，患者便会呕血。

其次，酒精本来就是刺激性物质，会对胃黏膜造成损伤，导致呕血。尤其是对于那些本身胃黏膜就脆弱或者有消化道溃疡的患者，喝酒后呕血的风险更高。

呕血的病因有哪些

呕血患者大多都存在消化系统基础疾病，如消化性溃疡（胃及十二指肠溃疡）、肝硬化导致食管 - 胃底静脉曲张、肿瘤、先天血管异常等。这些疾病让上消化道变得脆弱，一些小小的刺激就能导致出血、呕血。另外，当发生剧烈呕吐时，胃内压力会骤然增加，胃壁收缩力增强，但贲门紧闭，从而导致贲门黏膜撕裂出血，发生呕血，称为食管贲门黏膜撕裂。其他一些全身性疾病，如白血病、各种原因导致的凝血功能异常、某些自身免疫性疾病等也是导致呕血的疾病。

哪些因素会诱发呕血

如进食刺激性食物、处于应激状态、使用抗凝药物、感染幽门螺杆菌、剧烈呕吐、高龄等等，喝酒只是呕血的诱因之一，因此对于不喝酒但是有其他高危因素的人群同样可能出现呕血。

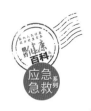

关键词

呕血 禁食水

呕血有什么特点

当消化道出血量 >250ml 时，可以引起呕血。若短时间出血量较大，呕血可呈鲜红色或有血块，提示情况紧急，病情危重，需要紧急处理。

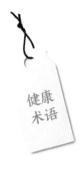

健康术语

上消化道出血

上消化道出血是指发生在上消化道（包括食管、胃、十二指肠、胆管、胰管等）的出血，常见导致上消化道出血的疾病有消化性溃疡、糜烂性胃炎、食管炎、食管和胃静脉曲张、上消化道肿瘤、贲门黏膜撕裂等。

（梅 雪）

50. 为什么呕血后
不能吃东西

呕血的出现往往意味着消化道的损伤，除前往医院就医，接受药物或手术等治疗外，有一些事情是我们自己可以注意并做到的，比如说管住嘴、禁食水。

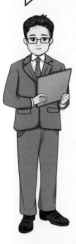

专家说

呕血后不吃东西有什么益处

呕血往往提示胃肠道存在损伤，最好不要吃东西或是喝水。一方面，是避免食物对原有损伤造成进一步伤害，减少异物与出血创面的接触和对消化道的刺激，并且减少胃酸分泌，使肠道得到充分的休息，有利于出血创面的愈合；另一方面，禁食满足一些诊治的需求，如患者需利用胃镜进行诊断治疗，禁食可以减少食物对出血部位的遮挡干扰，利于胃镜下寻找出血部位或进行药物喷涂等。

呕血时任何东西都不能吃吗

对于必要的口服药物还是可以吃的，比如说有止血作用的凝血酶。对于平时长期吃的药物，需要在咨询医生、评估利弊后，再决定现阶段是否继续服用。例如，阿司匹林可能是导致出血的原因，需要停药；左甲状腺素钠片是治疗甲状腺功能减退的必备药物，贸然停药会有导致甲状腺功能减退危象的风险，不建议停药。

呕血后什么时候可以开始吃东西

出血停止（建议请医生评估）之后，可以开始逐步恢复饮食，从流食（水、米汤）、到半流食（粥、面片汤）、再到普通饮食。在恢复饮食期间，也要注意有没有再次出血的表现，如恶心、腹痛、黑便、呕血等。从禁食水到进食的过渡阶段，最好在医院医生的观测评估下进行，可以通过对症状、肠鸣音以及血红蛋白的连续监测，判断胃肠道是否有再出血以及功能的恢复情况。

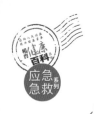

关键词

呕血现场　急救

呕血患者一定要做胃镜吗

很多人都因为胃镜检查难以忍受而退缩，但是对于有明确急性消化道出血的患者，胃镜检查是很有必要的。除了可以找到出血原因、出血部位，有些胃镜下的止血治疗手段和效果是内科输液治疗所达不到的。常有患者通过胃镜发现内科用药以及内镜下均无法解决的出血，需要进一步行介入栓塞手术或者外科手术。所以为了患者的健康和生命，建议做一下胃镜。

（梅　雪）

51. **呕血**现场该怎么急救

大量呕血可能导致死亡。作为一种急症，呕血需要进行及时有效的救治，但人们在面对呕血时常常比较慌乱，不知所措，情急之下甚至可能进行一些加重病情的举措，因此，如何正确对呕血患者进行现场急救也是人们迫切需要了解的。

专家说

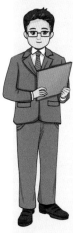

如何评估消化道出血的严重程度

出血量在 5~50ml：肉眼无法看出粪便颜色异常，只能通过到医院做粪便隐血试验查明；出血量 >50ml：可出现黑便；出血量 >250ml：有呕血表现；出血量 >400ml：可有头晕、乏力、心悸等症状；出血量 >1 000ml，则可出现低血压、心率快、四肢湿冷、烦躁不安、意识模糊等休克表现。

呕血现场我们可以做哪些紧急处理

（1）保持镇定，同时注意保持呼吸道通畅，如头偏向一侧或前倾，避免呕血时血液进入气道引起呛咳、误吸、窒息等。

（2）尽快拨打"120"，送往医院。

（3）关注患者的意识状态、脉搏、呼吸、血压、呕血量等信息，如出现意识丧失，呼吸心跳停止，需进行心肺复苏，有条件者必要时可以吸氧。

（4）让患者不再经口进食。

（5）安抚患者情绪，注意保暖。

呕血患者经治疗后仍有黑便该怎么办

呕血或有其他表现的消化道出血患者在治疗一段时间后仍然有黑便排出，不要担心，这并不意味着仍有活动性消化道出血。黑便可能是之前出血时残存在肠道的，因为消化道出血患者在急性期禁食水，胃肠蠕动减弱，残存的粪便排出也暂缓。建议请医生评估是否有活动性出血。

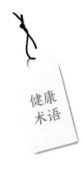

消化道出血能治好吗

不同疾病所导致的消化道出血结局可能大相径庭。消化性溃疡出血多数经过输液、胃镜治疗后可以治愈出院。食管 - 胃底静脉曲张破裂出血十分凶险，死亡率较高，再出血风险较高。

食管 - 胃底静脉曲张

食管 - 胃底静脉曲张是指在门静脉高压（常由肝硬化导致）条件下，导致门静脉血液回流受到严重阻碍，造成侧支循环开放的现象，出现食管静脉迂回弯曲、扩张增粗。食管胃底静脉出现曲张情况后，血管壁变薄、血管内压力升高，很容易出现血管破裂的现象，从而导致大出血的状况发生。

（梅 雪）

七

休克、高热、急性疼痛与过度通气

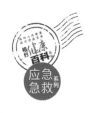

52. 为什么休克会出现**口渴**、**脸色惨白**、**四肢冰冷**

"休克"这一词大家在日常生活中可能经常听到，但对于具体什么是休克，有哪些表现，遇到身旁有人发生休克该怎么处理，可能不太了解。休克在医学上是一个相对复杂、跨多个专业和学科的病理过程，对于我们普通人来讲，早期识别一些可疑症状对于休克的防治具有重要意义。

休克早期的表现是什么

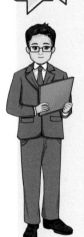

休克早期，也称为微循环缺血期，表现为口渴、脸色惨白、四肢冰冷、出冷汗、尿量减少、烦躁不安、脉搏加快、脉压减少等。这一时期，患者的神志一般是清楚的，但可能发生血压骤降的情况。

休克的表现是一直不变的吗

不是的。休克可分为早期、中期和晚期，即代偿期、失代偿期和不可逆期。不同时期，患者具有不同的症状表现，帮助我们判断患者病情，采取正确的治疗方案。比如，随着病情的发展，神志可以从清醒、烦躁不安变为淡漠、昏睡，甚至昏迷；血压可以从正常变为大幅下降，甚至摸不到脉搏。因此，早期的识别和干预可以防止病情进展，有利于预后。

为什么休克早期有这些表现

当患者出现休克时，有效循环血容量迅速减少，微循环血液灌流不足使得交感 - 肾上腺髓质系统兴奋，儿茶酚胺大量释放入血，作用于相应的受体，使心脏、大脑以外的血管收缩、微循环动 - 静脉短路开放；其次其他缩血管物质的合成也会增多，共同作用，加剧了微循环缺血、组织缺氧。此期患者会出现口渴、脸色苍白、四肢冰冷等症状。

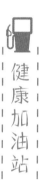

休克有哪些伴随症状

休克常伴有神志改变，出现自我保护能力下降带来的并发症，容易发生坠床、跌倒、呕吐物误吸入气道、呼吸频率增快等；也常因长时间卧床不能活动，出现下肢的深静脉血栓、皮肤的压伤甚至压疮。

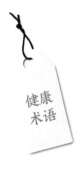

休克

休克是指机体在严重失血失液、感染、创伤等强烈致病因子的作用下，有效循环血量急剧减少，组织血液灌流量严重不足，引起细胞缺血、缺氧，以致各重要生命器官的功能、代谢障碍或结构损害的全身性危重病理过程。

（梅 雪）

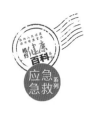

53. 为什么**没有失血**
也会发生休克

休克是一种生命体征严重紊乱的状态，通常与组织器官无法得到足够的氧气和营养有关。我们常听到因外伤、产后出血等失血过多而导致休克，总以为休克就是身体缺血。实际上，失血是导致休克的常见原因之一，但并非唯一的原因。

感染会导致休克吗

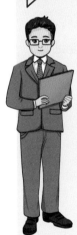

细菌、病毒、真菌等病原微生物侵入人体可引发感染，严重感染是可以导致感染性休克的。当有严重感染时，机体可释放大量的炎症介质，导致血管扩张、渗透性增加，从而引起血容量分布不均，导致休克。感染性休克是严重的循环障碍、细胞代谢异常，是感染没有得到有效控制，进一步发展的结果。

心脏问题会导致休克吗

心脏问题可导致心脏泵血能力减弱，心排血量减少，有效循环血量不足，从而减少全身组织的氧供应。心脏瓣膜疾病、心肌梗死、心肌炎等都可能引发休克。另外，心脏的不正常节律（跳动过快或过慢）可能导致心脏泵血效果不佳，从而引起休克。

过敏也会导致休克吗

有些过敏体质的患者或因注射、口服某些药物，或因进食某些食物，又或者接触某些物品后出现过敏反应。严重的过敏反应可以导致血管扩张、血管通透性增加，导致血容量不足，血压下降，发生休克，也就是过敏性休克。

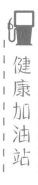

健康加油站

还有别的导致休克的原因吗

有的。比如，上吐下泻的患者，频繁腹泻会使机体丢失大量体液，同时由于呕吐不能及时充分补足体液，在儿童和老年人等机体调节能力不强的群体中，容易导致有效循环血量不足，发生休克。再比如，烧伤会引起大面积皮肤损伤，经体表丢失大量体液，发生休克。在这些情况下，即使没有明显的失血，机体也可能因无法维持足够的血液灌注而出现休克。

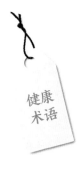

健康术语

有效循环血量

人体的有效循环血量是指在循环系统中能够有效地输送到组织器官的血液量。它是保持正常生理功能所需的最低血容量。因此，改善有效循环血量是治疗休克的重要措施。

（梅　雪）

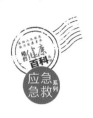

54. 发生**休克**后该怎么急救

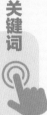
一旦发生休克，患者随时有生命危险，需要立即送往医院做进一步诊治处理。但在抵达医院前的这段时间，及时有效的处置对于休克患者来说有可能决定生死，那在休克发生的现场，我们可以采取哪些急救措施？

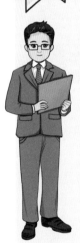

专家说 身旁有人发生休克时首先要做些什么

若身旁有人出现休克前期表现，须警惕休克发生，此时应首先紧急呼叫"120"，提供准确的信息和患者的当前状况，包括患者的症状、神志、呼吸、心跳，所处的地理位置、呼叫者的手机号码等，以便救援人员能够准备好适当的医疗设备和抢救药物。

除求助专业人员外，现场我们还能做哪些紧急处理

我们需要创造一个保障患者及施救者安全，防止有进一步危险的周围环境；将患者摆放为休克体位，头偏向一侧，避免呕吐时发生误吸；使用毯子或其他方法保持患者温暖，有助于维持血管收缩；减少搬动患者的次数。对于过敏性休克的患者，帮助他脱离过敏原，保证环境通风。

休克患者是否需要心肺复苏

心肺复苏是在心搏骤停的前提下进行的。休克患者虽然病情紧急，并非一定发生了心搏骤停。对于意识丧失或者精神较差的休克患者，我们可以每隔 2 分钟评估和判断其是否有意识、呼吸、脉搏，若无脉搏、呼吸，则立即实施心肺复苏。

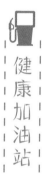

健康加油站

观察哪些征象可以察觉早期休克

当患者出现早期休克时，要注意三个方面的表现和细节：第一，患者的意识状态，如果由清醒变得烦躁不安或者沉默寡言，提示休克的发生，需要加强警惕；第二，皮肤变得冰凉，黏膜和甲床变得苍白，说明体表和末梢血液供应减少，但也有例外，比如严重感染的患者，在高热状态下也可能发生休克；第三，询问或观察患者最近 24 小时小便的次数和每次的尿量，尿量减少也是早期休克的信号。

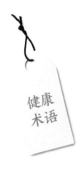

健康术语

休克体位

保持患者头和躯干抬高 10 度 ~15 度，下肢抬高 20 度 ~30 度。主要目的是有利于血液回流，增加心脏输出量，保证心、脑等重要脏器血液供应。

（梅　雪）

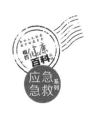

55. 为什么高热反而**不出汗**

关键词

高热 退热 出汗

　　热得满头大汗是大家习以为常的情景，可有的时候明明额头已经烫手，身体抖成了一团，体温计已显示高达 40 摄氏度，身上却没有一丝汗，这种高热而无汗的情况，是身体发生了什么问题吗？

　　从人体的体温调节和发热的机制来说，健康人的体温是由体温调节中枢通过神经、体液因素调节产热和散热过程，保持产热和散热这对矛盾的动态平衡，所以健康人体有相对恒定的体温。人体散热主要有辐射、蒸发、对流及传导物理过程，当周围温度超过体温时，主要依靠汗液蒸发，即出汗来散热。

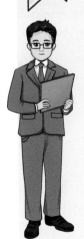

专家说

出现高热常见的原因有哪些

　　高热是由散热障碍或产热过多引起。散热障碍：可因药物（抗精神病药物、阿托品中毒等）、外界高温（中暑）及内源性代谢热（如甲亢危象）等引起；产热过多：对某些麻醉药物过敏患者出现的恶性高热，由于肌细胞不受控制地大量释放热原所致。

高热而汗少或无汗常见的情况有哪些

　　阿托品中毒时会造成出汗功能障碍，散热减少引起发热，患者表现为体温很高，但出汗很少。脑出血等中枢神经性高热使中枢神经系统丧失调温能力，交感神经受抑制，皮肤汗腺不能正常分泌汗液，以皮肤干燥无汗为特征。目前，由于抗生素或退热药、肾上腺皮质激素等的广泛应用，典型高热热型已不常见，部分年老体弱者由于机体反应性较差，即使化脓性细菌感染也常无寒战、高热，而表现为低热，甚至不发热也不出汗。

关键词

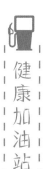

健康加油站

高热脱水危害多，"一老一小"要关注

　　发热是机体的免疫系统与内源或外源病菌做斗争保护自身的表现，但高热或超高热时机体已无法承受体温带来的可能危害。特别是老年人和婴幼儿，老年人由于基础疾病多，高热时往往容易发生脱水，出现意识模糊、多器官功能受损，进而危及生命；婴幼儿机体免疫系统及体温调节系统正在发育中，高热时容易引发惊厥等。因此对于高热汗少的老年人和婴幼儿要特别关注。

（梅　雪）

高热　抽搐　惊厥

56. 为什么高热会发生**抽搐**

　　每年在各种呼吸道病毒肆虐的冬春季，很多家庭都在与发热抗争，发热引起的寒战（哆嗦）很常见，部分高热的人群还会伴有抽搐，在育儿群中能经常听到谁家孩子又发热"抽"起来了，好在紧急送医后好转了。因此须特别注意高热引发的抽搐，即热性惊厥。

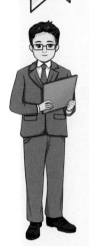

热性惊厥时有哪些表现

高热属于惊厥现象发生的主要诱因之一，以1~3岁小儿为主要发生对象，通常会有突发性意识障碍、四肢肌肉组织痉挛或者是头部后仰等症状出现，部分患儿会出现口吐白沫以及眼球固定等问题，若持续时间较长，极易使脑组织呈现出缺氧状态，导致脑水肿的发生，危及患儿生命，需要紧急救治。

引起热性惊厥的常见原因有哪些

以家庭成员为对象的研究表明，遗传因素在热性惊厥中发挥重要作用，具有遗传易感性的个体患病风险更高；环境因素以病毒感染为最常见的诱因，主要为呼吸道病毒，其次为肠道病毒，以春末夏初的流感病毒以及肠病毒感染最为常见；此外，多种微量元素的缺乏（如铁、镁、锌）、妊娠期高血压、早产、孕期吸烟、抗生素的使用、焦虑、交通噪声及空气污染等亦可增加热性惊厥的发病率。

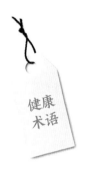

如何预防热性惊厥

热性惊厥常见于体质较差的小儿，因而平日要加强孩子的体质锻炼，每天保证开窗通风可促进室内气体流通预防感冒，多晒太阳增强钙的吸收。家长应该注意给孩子加强营养，合理膳食。除了奶类，还应当及时给小儿添加辅食。同时，家长应该增强机体免疫力，预防上呼吸道感染。

注意根据气温变化及时给小儿增减衣服，避免受凉或受热。

对既往有热性惊厥的孩子，若处于感冒初期，有发热（体温 ≥ 37.8 摄氏度）并口渴时，应适当补充水分，可喝两杯淡盐水（一次饮水量 100~200 毫升，间隔 1~3 小时）。

健康术语

热性惊厥

热性惊厥常见于 6 个月至 5 岁的儿童，为发热状态下（体温 ≥ 38 摄氏度），无中枢神经系统疾病（如感染、创伤、出血）、代谢紊乱（如低血糖、电解质紊乱）及热惊厥史而发生的惊厥。为了预防小儿惊厥，家长应注意平时对孩子的护理，多开窗通风，加强孩子户外活动，减少儿童感染发生率；注重儿童营养，补充鱼肝油、钙片、维生素 B_1、维生素 B_6 等多种矿物质；注意保护孩子的头部，不要随便用手拍打孩子的头部。

（梅 雪）

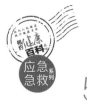

57. 高热的**首要处置**方法是什么

大家都知道持续的高热对身体不好，但一发热就吃药同样对健康不利。发热是身体发出的一个信号，高热往往提示疾病来得急又不好对付，此时身体会伴随酸痛乏力等不适，部分严重的情况可能合并抽搐、呕吐、脱水等，因此首要的处置方法是判断意识状态，尽快控制体温。当老年人或儿童已经出现意识模糊时，要紧急送医。

 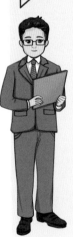

退热的日常物理方法有哪些

物理降温包括沐浴、冰毯、冰帽、擦浴等。将高热的患者移至通风良好的房间或空调房，用毛巾沾温水擦拭患者躯干四肢，将冰袋用毛巾包好置于前额、腋窝、腹股沟处等，使用这些物理降温方式要注意体温降低易引起血管收缩导致寒战。以往使用酒精擦浴，可引起严重低血糖、昏迷，甚至死亡，已不再推荐家庭使用。如遇到物理降温不能控制的持续发热，一般退热药物无法控制的高热，请及时到医院就诊。

药物退热有哪些注意事项

大部分家庭常备退热药物，如对乙酰氨基酚、布洛芬、洛索洛芬钠、小柴胡颗粒等，出现发热的时候不要盲目地拿起来就吃，不同人群在使用这些药物时要注意可能出现的不良反应，如胃肠溃疡患者需警惕药物引起的消化道出血，肝功能不全患者需警惕药物性肝损伤等。具体使用剂量需咨询医生，避免混合用药引起药物中毒。

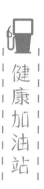

健康加油站

抗生素、激素、感冒药
为什么不要乱用

当病因不明时，不主张滥用抗生素。90% 的社区获得性上呼吸道感染为病毒感染。应在医生的指导下合理使用抗生素。不能把激素作为退热剂用于儿童退热，特别是病因不明确时不推荐使用，可能会延误诊断。

市面上多种感冒药特别是复合制剂中多含有相同的成分（如对乙酰氨基酚），出现高热的时候不要多种感冒药混着吃，要警惕出现急性肝功能衰竭等情况。

健康云课堂

出现高热如何处理

（梅　雪）

58. 为什么身体很多部位的疼痛
都是急性发作

"牙疼不是病，疼起来真要命"是不少人都有的不舒服体验，为什么这些疼痛都是突然发生的呢？

关键词

疼痛　急性发作

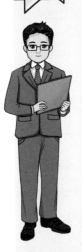

专家说 急性疼痛是如何产生的

　　急性疼痛通常是由伤害性刺激引起的，这些刺激可以来源于多种途径，如创伤、手术、疾病等。伤害性刺激会导致炎症反应，炎症反应会导致局部组织肿胀、温度升高和炎症细胞的浸润，组织细胞会受到损伤，释放出致痛物质，如前列腺素和缓激肽等，这些物质会激活感受器并传递疼痛信号，从感受器传递到大脑中的疼痛中枢。这个过程包括多个神经元的激活和信号传递，最终在大脑中形成疼痛的感觉。

怎么识别急性疼痛

　　急性疼痛的持续时间较短，一般持续时间≤6周，能够在正常的自然愈合期内消失。常见的急性疼痛主要包括术后疼痛、分娩疼痛、外伤痛或运动伤痛、烧伤、烫伤、急性神经痛等。疼痛主要是机体的主观体验，饱餐后出现的急性腹痛、活动后出现的急性腰痛、运动中急性扭伤等引起的疼痛，往往是急性发生的。血管堵塞引起的疼痛主要表现为急性的胸痛、急性的下肢缺血疼痛等。肌肉的痉挛表现为肠痉挛、输尿管痉挛等引起的急性腹部或腰部疼痛。

　　有些急性发作的疼痛往往是致命的，比如剧烈头痛可能是脑出血的表现，剧烈胸痛可能是急性心肌梗死或主动脉夹层等的症状，育龄期女性剧烈小腹痛可能是异位妊娠等的表现，中老年人酒后的剧烈腹痛可能是急性胃肠穿孔或胰腺炎等的表现。

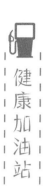

急性疼痛不能扛，及时就医更稳妥

出现急性疼痛时，不少老年人常选择扛一扛，或吃点药对付一下，实在不得已才去医院，一不留神拖成大病，危及生命。因此建议在做好平时体检、控制基础疾病的同时，适当了解"慢病加急"的表现，当出现身体的急性疼痛时应及时就医。

（梅　雪）

59. 为什么急性疼痛
需要**提高警惕**

疼痛是身体发出的求救信号。多数急性疼痛带来的是不愉快的体验，有些却是急危重症的早期表现。因此，对于疼痛，不要选择强忍或者盲目吃止疼药，当心小问题拖成大毛病。

常见的急性致命性疼痛有哪些

牙痛可能是心肌梗死的信号，腹痛可能是肠扭转的提示，腹痛伴下体出血可能是异位妊娠的表现，这些都是需要警惕的危险疼痛。

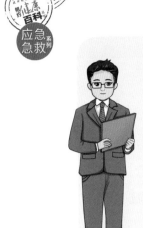

引起急性疼痛的原因有很多，全身各个器官系统均可出现，且临床表现多样，是临床最容易误诊和误治的疾病症状之一。许多急性疼痛属于致命性的疼痛，如急性脑出血引起的头痛、急性主动脉夹层引起的胸痛、异位妊娠出现的小腹痛等。这些疾病可引起身体出现强烈反应，甚至危及生命，因此我们要提高警惕，尽早干预，防止病情进一步恶化。

急性胸痛提示哪些问题

急性胸痛往往提示心血管出现问题，临床上比较关注的急性危险性胸痛包括急性心肌梗死、急性主动脉夹层、急性气胸、急性肺栓塞、急性心脏压塞等。当左侧前胸部出现巴掌大一块的剧烈疼痛，有被压榨或者紧缩的感觉，疼痛感向后背部及左上臂放射，伴随大汗、濒死感，有时候恶心呕吐，想上厕所，部分患者可能有眼前发黑等情况，疼痛时间较长，往往服了速效救心丸等仍不能缓解，提示急性心肌梗死的可能，需紧急就医。

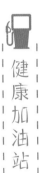

健康加油站

胸痛的疼痛部位对疾病有哪些提示

心绞痛与心肌梗死的疼痛常位于胸骨后或心前区，且放射到左肩和左上臂内侧。夹层动脉瘤疼痛位于胸背部，向下放射至下腹、腰部与两侧腹股沟和下肢。食管、膈疝、纵隔肿瘤的疼痛也位于胸骨后。胸膜炎所致的胸痛常在胸廓的下侧部或前部。带状疱疹是成簇水疱沿一侧肋间神经分布伴剧痛，疱疹不越过体表中线。胸壁疾病特点为疼痛部位局限，局部有压痛。炎症性疾病，伴有局部红、肿、热表现。肝胆疾病或膈下脓肿可引起右下胸痛。

（梅　雪）

60. 各类**急性疼痛**发生时，现场该怎么处置

急性疼痛，特别是一些危险疾病的疼痛，都是身体的警报，需要我们给予足够的重视，在寻找可能病因的同时适当止痛治疗。

急性疼痛如何现场处置

造成急性疼痛的疾病有很多，临床医师有时也不能马上明确诊断，而且各种疾病的特点及其处理方式也不相同。对于突发急性疼痛的现场，我们可以做以下处理。

（1）对于院前或家庭中出现的急性疼痛发作时，要判断周围环境是否安全，保证施救者安全后，首先看患者有没有意识，是否需要立即心肺复苏，如有条件可测量血压、心率，尽快寻求专业的帮助。

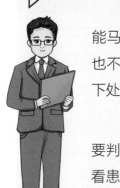

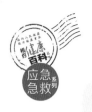

（2）对急性疼痛患者进行现场急救的首要任务不是止痛，因为不合理使用止痛药可能会掩盖病情，所以不要轻易给患者服用不明止疼药物。

（3）立即协助患者安静休息，安抚患者。

（4）根据不同原因所致的疼痛给予不同的处理，如有异物刺入浅表皮肤，应当立即将异物取出；胸部外伤患者，应当用手轻压伤口处胸壁，以减少其震动；心绞痛患者可舌下口服硝酸甘油，有条件者应当给患者立即吸氧等，同时送医做进一步诊治。外伤合并骨折可能时要停止患肢活动，进行固定后再进一步转运，可疑脊柱损伤时需要轴线搬运，即头、肩部和腰腿部保持在一条线上搬动，不能扭动，避免引起继发损伤。

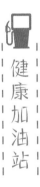

健康加油站

急性疼痛引起突发晕厥该怎么办

疼痛引发的晕厥是血管神经性晕厥的一种，是由于患者疼痛过度导致的全身小血管扩张，进而引起血压降低，导致脑灌注不足和短暂性的意识丧失。当患者发生晕厥时应立即将患者置于通风良好的空间，在此过程中注意解开影响患者呼吸的衣物，如领带和腰带等；并使患者平卧、头低脚高位，以维持脑部血流灌注；同时，呼喊患者，并拨打急救电话寻求进一步治疗。

（梅　雪）

61. 为什么**情绪激动**时
会控制不住地大口呼吸

发生争执后，有些人先是面红耳赤、情绪激动，随着激烈的争吵抽泣、大口呼吸，然后肢体口唇发麻，严重的一过性晕倒被送往医院。这时候发生了什么？是情绪激动引起的心脑血管疾病吗？到医院一番检查后，经排查发现是情绪激动引起的"过度通气"，那过度通气究竟是什么呢？

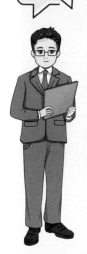

专家说

什么是过度通气

过度通气指人体摄入的气体超过了生理代谢需求，导致二氧化碳排出过多。高通气综合征是由于通气过度超过生理代谢需要而引起的一组综合征。患者常常表现为呼吸困难、肢体麻木、头晕眼花等症状，严重者可有晕厥、抽搐等症状。发作时，患者会感到心跳加速、心悸、出汗，由于自己感觉不到呼吸而加快呼吸，导致体内的二氧化碳不断被排出而浓度过低，引起继发性的呼吸性碱中毒等症状。过度通气的女性患者多于男性，具有神经症的表现或有诱发精神紧张的因素。

过度通气引起的身体不适有哪些

眩晕：旋转性晕、晃动感等，也可表现为头重脚轻、头晕、平衡失调。持续时间不定，出现运动错觉者多为数秒、数分钟；呈现头晕者则多为持续性，常为 5~30 分钟，约占 60%。

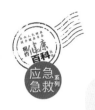

神经系统症状：晕厥、视力障碍、偏头痛，肢体及口周、脸麻木，有时肢体可有灼烧感，多汗或寒冷感。

心脏症状：心悸、心动过速、心前区疼痛，胸部压迫感。

呼吸症状：呼吸短而快（患者自己不易察觉）、深叹气、过度呵欠等。

消化道症状：口干、咽下困难、胃灼痛、打嗝儿、嗳气等。

肌肉症状：痉挛、震颤、抽搐，手像爪样痉挛。

心理学症状：焦虑、情绪不稳定、人格解体，偶有不现实感及幻觉，甚至无理由的恐怖感。

全身性症状：衰弱、疲惫、注意力不集中、记忆力减退、睡眠不良、噩梦、情绪性多汗等。

症状发作的频次、持续时间及症状多寡、程度变化不定，女性患者发作较为频繁。

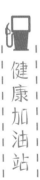
健康加油站

过度通气需要治疗吗

多数情绪引发的过度通气经过调节可恢复，对于可疑由病理因素如脑炎、肺炎、高热、剧烈疼痛、腹泻等引起的过度通气则需要积极控制原发疾病。

（梅 雪）

62. 为什么发生过度通气
会伴有**抽搐**

关键词

过度通气　抽搐

人体的奇妙之处在于各种体内的系统维持着酸碱平衡，当这种平衡被打破后会引起一系列的不适，严重的可能危及生命。

不管是情绪波动后、极端事件应激后还是一些疾病状态，当呼吸频率过快或者幅度过深，通气量异常增加，超过了机体的适应能力，就容易出现呼吸性碱中毒的情况。部分患者会出现躯体症状，表现为四肢抽搐，手指僵硬像"鸡爪"样改变。

专家说

过度通气时引起机体抽搐的原因是什么

当呼吸频率过快或者幅度过深，通气量异常增加，当机体的二氧化碳随着呼吸加快被呼出时，患者出现四肢及口周皮肤发麻、眩晕、眼花、头痛及视野模糊、思维减退等，这是由于二氧化碳分压下降时四肢骨骼肌血管扩张，脑血管收缩，阻力增大，脑血流量减少导致的。当二氧化碳分压继续下降低于 15mmHg 时，全身肌肉可出现痉挛、僵硬，四肢、面部肌群出现抽搐，这主要由血液 pH 升高、血钙浓度降低、神经肌肉兴奋性增加导致。

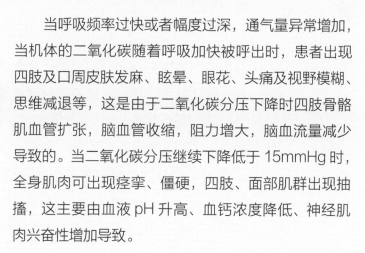

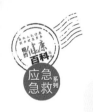

怎么区别过度通气与其他原因引起的抽搐

（1）低钙性抽搐：是由于各种原因引起的血钙降低所导致的神经 - 肌肉兴奋性增高、双侧肢体强直性痉挛，患者可出现典型的手足搐搦表现，实验室检查血清总钙 <2.2 毫摩尔 / 升可明确。

（2）分离性障碍：可出现类似抽搐发作表现，常有情绪激动诱因，有出现过度通气和长时间屏气，伴有反常的躯体运动和意识障碍。

（3）癫痫发作：可表现为局部抽搐或大发作，但既往多有脑炎、肿瘤等病史，发作持续时间较短，一般不超过 10 分钟，起始与结束均较突然，意识往往保留。

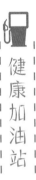

健康加油站

过度通气引起抽搐时该怎么处理

因过度通气发生抽搐时，应立即让患者平卧，头偏向一侧，防止窒息，移除患者身边易造成磕碰、受伤的物体，切勿强行按压，若短时间仍未缓解，应拨打急救电话。通常过度通气引起的抽搐持续时间较短，需要关注患者是否有因抽搐晕倒后引起的其他损伤，建议及时就医。

（梅　雪）

63. **过度通气**该怎么
急救处理

关键词

酸碱失衡　腹式呼吸

新闻上曾报道，某航班上患者突发呼吸急促，同行医生出手用一个纸袋成功化解高空急症。这些案例中的情况往往是出现了高通气综合征。

现实生活中，在地铁中拥挤的乘客、马路边争吵的路人、密室逃脱中走出的受惊吓的游客等等，过度通气的发病率并不低，大多数患者并不需要到医院进行救治，在情绪的慢慢抚平之后，呼吸频率下降，症状逐渐缓解，对于一些严重的患者，比如出现昏倒、肢体抽搐等还是需要送医治疗。

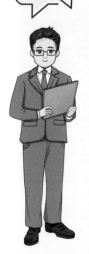

专家说

过度通气后该如何急救处理

很多有过度通气经历的患者会描述自己觉得气不够用、才拼命地大口呼吸，殊不知由于大口呼吸，大量的二氧化碳被呼出体外，导致血液中碳酸氢根浓度降低，引起的机体酸碱失衡。到医院查血气分析提示，血液酸碱度呈呼吸性碱中毒表现，而氧分压往往正常，并没有缺氧。所以解决问题的根本在于让呼出的二氧化碳重新吸回来，机体的酸碱平衡就恢复了，不适的症状也就消失了。常见的急救方法有调节呼吸、戴口罩或者用纸袋呼吸，若仍未缓解应尽早就医。

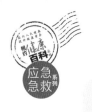

如何通过调节呼吸缓解过度通气

建议以腹式呼吸和缓慢呼吸为主，用鼻子呼吸，吸气鼓肚子，通过减缓呼吸频率，可以降低通气量，从而减轻症状。

过度通气可以用药物治疗吗

一般情况下，在平复心情、调整呼吸后都可自行缓解，若情况较严重者，应尽早就医，在医生的指导下使用药物治疗，药物包括苯二氮䓬类和选择性 5- 羟色胺再摄取抑制药，但其缺点包括疗程长、撤药时容易复发、容易形成心理依赖等，青少年尽可能避免使用。

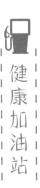

健康加油站

如何预防出现过度通气

（1）适当地发泄自己的负面情绪，遇到极端的负性事件时积极寻求情感支持，不要刻意压抑。

（2）要对过度通气症状有所认识，以便及早提醒自己放松情绪及放慢呼吸。

（3）要尝试放松情绪，同时把呼吸放慢、加深。如果能有效做到，通常在 5~10 分钟之内，就可使呼吸快速地缓和下来。

（4）平时应避免熬夜及喝咖啡、茶等刺激性饮料，避免身处拥挤密闭的环境等。

（梅　雪）

第四章

常见意外伤害的急救

中暑与
溺水

1. 为什么中暑后不能马上服用**退热药**

关键词

中暑 退热药

从古至今，中暑的治疗方式花样繁多，该吃什么药，怎么吃药众说纷纭。但是感冒发热时常用的退热药是否也能拿来解暑呢？

"退热药"这个名字听起来非常适合用来"解暑"，也确实可以减轻感冒及感染等引起的发热，退热药如使用不当，轻则无法缓解中暑，重则引发肝肾损伤，因此大家要特别注意。

专家说 什么是中暑

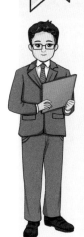

在医学上，中暑是在暑热天气、湿度大及无风环境中，由于人体水分和盐分丧失过多、散热功能障碍，引起的以中枢神经系统和心血管系统功能障碍为主要表现的热损伤性疾病。根据中暑程度的不同，症状可由轻到重表现为口渴、耳鸣、恶心，直至痉挛、晕厥、休克，甚至死亡。

中暑引起发热的原因是什么

中暑的本质就是体内热量的蓄积，体温调节中枢障碍，导致体温高于正常体温。因此通常在高温高湿的环境下，或者具有强烈热辐射的场所，可能导致体内产生的热量多于散发的热量，最终导致体内热量蓄积，无法维持体温在正常的范围，进而发生中暑。

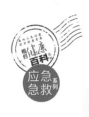

退热药能不能解暑

所谓"退热药",可以认为是一类主要降低因各种炎症因素（如感染或者部分免疫性疾病）导致的体温升高的药物。常见的退热药有布洛芬、对乙酰氨基酚等。然而中暑是由于无法及时散发体内过多的热量,并不是因为感染或者炎症反应,因此常见的退热药对中暑相关的体温升高没有效果。

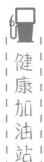

关键词

中暑 水中毒 电解质紊乱

健康加油站

中暑后能使用哪些药物

首先,中暑后的首要治疗原则是脱离高温环境并降低体温,保证气道通畅,及时补充丢失的水分及电解质,在这当中并不涉及相关特效药。建议可在炎热天气日常服用菊花、金银花、荷叶、薄荷、藿香和广藿香等具有清热解暑功效的中药,以预防中暑。但是当身边有人已经发生中暑并可能危及生命时,还是建议尽快送医。

（张国强）

2. 为什么中暑后
不要立即大量喝水

炎热天气来一口冰凉解渴的饮料不失为解暑良方,降温解暑的同时,也补充了身体损失的水分。不过这不适用于已经中暑的情况,中暑时猛灌凉白开不但不利于解暑，甚至有可能越喝越严重。因此，中暑时喝什么水、怎么喝水可是一个大学问，喝得正确才有利于快速缓解中暑症状。

健康术语

水中毒

水中毒（低钠血症）是一种水相对于钠过量的状态，由水摄入量明显增加和／或水排泄障碍引起。轻度的低钠可表现为头痛、乏力、嗜睡、恶心、呕吐、头晕、步态障碍、健忘、意识模糊和肌肉痉挛，严重时甚至可导致癫痫发作、昏迷和心搏骤停。水中毒是在水钠大量丢失后，单独补充水分，冲淡了体内钠离子水平，从而导致血钠水平降低造成的综合征。

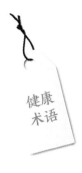

专家说

中暑通常会脱水

如果长时间在高温或是高湿无风的环境中工作，会使体内调节中枢功能出现障碍，且汗腺功能失常，导致水电解质丢失，从而引发中暑。当发生中暑时，可能会因为汗液分泌过少、体温过高而出现脱水，当发生脱水时，患者会出现口干、眩晕、四肢无力等症状，严重时还可能会发生发热、抽搐、呕吐等症状。

补水不补盐易造成水中毒

人体在排汗的同时，会将体内的电解质、乳酸、尿素等一并随汗液排出，其中占主要的是含钠、钾、钙、镁、氯等的电解质。因此在中暑时，人体内不仅缺水，各种电解质也同样缺乏。如果在中暑后大量喝水，则会使体内电解质浓度急剧下降，造成电解质紊乱，使体内本就失衡的环境进一步崩溃，造成水中毒，甚至危及生命。因此不可在中暑时单纯补水。

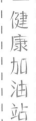

中暑时该怎么喝水

饮用基于各种实验探索开发的运动饮料，是在中暑前期补充体内丢失水分和电解质的好方案。此外，更为经济的方案是直接在饮用水中加入适量的食盐，在高温环境中随时补充。人体处在高温环境时液体是时时刻刻在流失的，因此补充也应少量多次。

（张国强）

3. 中暑后现场该怎么急救

"热死人"不是玩笑话，在酷暑烈日或高温高湿的密闭环境下久待或运动易发生中暑，轻则难受，重则有生命危险。

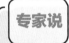

专家说 中暑有多少种类型

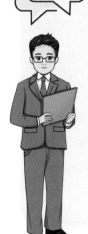

中暑可分为先兆中暑、轻症中暑和重症中暑，其中重症中暑分为热痉挛、热衰竭、热射病（包括日射病）。中暑是一个连续进展的过程，分型之间的关系复杂，可顺序发展，也可交叉重叠。

不同类型的中暑分别有哪些症状

先兆中暑：体温正常或略微升高（<38 摄氏度），神志清醒，有头晕、头痛、乏力、口渴等。

轻症中暑：除上述症状外，体温可能超过 38 摄氏度，伴有面色潮红、大量出汗、皮肤灼热或四肢湿冷、血压下降、脉搏增快。

热痉挛：主要表现为明显的肌痉挛，伴有收缩痛，体温一般正常。

热衰竭：体温升高（38~40 摄氏度），可有晕厥，但数分钟内自行恢复意识，无明显神经系统损伤表现。

热射病：体温升高（≥ 40 摄氏度），皮肤干热、无汗，出现中枢神经系统损伤表现，如昏迷、全身抽搐、谵妄等。是中暑中最严重的类型，致死致残率极高。

中暑发生后现场该怎么急救

（1）移：迅速将患者移到阴凉、通风的环境或 20~24 摄氏度室温的房间内，平卧垫高头部，解开衣领，利于呼吸和散热。

（2）降：可用冷水擦浴患者全身，更换干燥清洁衣物，打开风扇，促进散热。也可采用在额头、双侧颈部、腋下、腹股沟等大动脉走行浅表处放置冰袋等方法降温。

（3）饮：如果患者意识清晰、未发生抽搐，可少量多次饮用含盐水，严重者暂不进行补水。

（4）送：对中暑患者进行现场有效处置后，应送医进一步诊治。若患者体温高于 40 摄氏度，有意识改变、抽搐等，应边降温边尽快转运至二级以上医院 ICU；若患者出现心跳呼吸骤停，则立即进行心肺复苏。

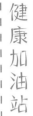

健康加油站

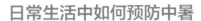

日常生活中如何预防中暑

（1）关注天气预报，尽量减少高温天气出行或避开中午的高温时间段出门。

（2）外出做好防晒措施，穿透气、排汗、散热功能好的衣服，携带遮阳伞、遮阳帽等。

（3）多饮水，多吃一些含水多的蔬菜水果。

（4）高温下，工作者要保证充足的睡眠，注意合理休息，同时可以喝一些淡盐水等，还可以选择含有钾离子、镁离子等的水或饮料。

（5）驾车出行时注意车内温度。如高温时驾车出行应注意降低车内温度，停车后切勿将儿童反锁在车内。

（张国强）

4. 为什么会**游泳**也可能发生溺水

老话"淹死的都是会游泳的"，虽然有失科学依据支撑，但也提示我们，会游泳的人也有发生溺水的可能。调查显示，溺水在夏季多发，主要集中在每年的5—10月，由于高温天气，人们往往喜欢到水边避暑，游泳带来乐趣的同时，也可能带来危险。

专家说 安全意识缺乏导致溺水

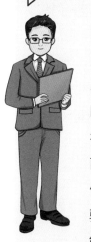

世界卫生组织最新报告数据显示，全球每年至少有 236 000 人死于溺水，超过半数的死者年龄在 30 岁以下，青少年成为溺水的主要受害者——溺水是 1~24 岁儿童和青少年的十大死因之一，其中 1~4 岁儿童群体的溺亡率最高。一般来说，河道、水库、池塘成为青少年最容易发生溺水事件且溺亡率较高的危险场所，学龄前儿童由于年龄较小、自身尚未树立足够的安全意识，使得事故发生多与外因有关。小学阶段的儿童被好奇心驱动，加上家长带领孩子下水时的监视疏忽和孩子游泳能力的欠缺等，会让他们在水中更容易发生意外。初高中阶段青少年群体往往有充分的自我行动力和一定决策权；部分青少年游泳技能有限或对自身游泳技能过度自信、未能充分认识到高危行为的严重性、缺乏游泳安全意识与经验等自身原因让他们更容易出现溺水高危行为，从而发生溺水意外事故。因此加强少年儿童及监护人的安全教育是预防溺水的重中之重。

身体状况不佳导致溺水

游泳过程中可能由于抽筋、疾病发作等意外情况出现溺水。若游泳前缺乏充分的热身运动，游泳者受冷水的直接接触刺激可能导致腿抽筋，无法做出正确的游泳动作，再加上着急、慌乱、恐惧情绪，这种情况下极易溺水。而在饥饿及饮酒的状态下游泳，可因低血糖及头晕等不适发生溺水事故。除此之外，患有冠心病的中老年人及患有癫痫、哮喘的少年儿童也可能在游泳过程中出现疾病发作，从而导致意外发生。所以，关注自身的身体状态，不在无安全设施、无救援人员的水域游泳，也是减少溺水事故发生的重要措施。

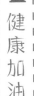

健康加油站

关键词

溺水者 控水

游泳过程中突发抽筋该怎么办

游泳过程中突发抽筋千万不要惊慌，先吸一口气，仰面浮于水面，大声呼救，并根据不同情况采取不同的方式自救。小腿抽筋时，用手抓住脚姆趾，用力向胸前拉；大腿抽筋时，用手握紧踝关节向臀部方向拉；两手抽筋时，则应迅速握紧拳头，再用力伸直，一次不行可尝试多次进行缓解。

（张国强）

5. 为什么溺水者被救上岸后
不建议控水

溺水是指由于淹没或浸泡在液体中而造成呼吸障碍的过程，会反射性引起喉痉挛、呼吸障碍，导致窒息和缺氧，使溺水者处于危急状态。很多人有一个错误的认识，即"溺水者只是喝多了水，把水倒出来就可以"。实际上，控水无法改善缺氧的状态，反而会耽误救援时间。

溺水的主要类型有哪些

主要包括湿性溺水及干性溺水，85%的溺水者为湿性溺水，就是在溺水的过程中肺里吸入大量的水，引发窒息；而干性溺水指因受到强烈刺激（包括冰冷的刺

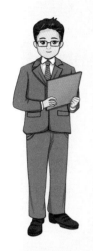

激、惊吓）和过度紧张导致喉痉挛，结果声门关闭不能正常呼吸继而缺氧，严重者会出现窒息，甚至死亡。

救助溺水者为什么不要控水

干性溺水者由于水刺激导致喉痉挛、支气管痉挛，甚至声门关闭，呼吸道及肺内根本没有水或只有很少的水进入，急救过程中只需要争分夺秒清理口、鼻腔内的水和污物，及时开放气道，即可有效地进行人工呼吸，控水反而会耽误宝贵的抢救时间，且还增加了胃内容物误吸的风险。

即使是湿性溺水，大量水进入呼吸道至肺部，经过溺水过程的患者大多意识丧失，存在舌后坠、喉痉挛或支气管痉挛的情况，气道难以开放，通过控水的方法很难排出肺内的水，加之肺本身血液循环丰富，进入肺内的水能快速地吸收入血，进入血液循环。实际上，控水更多的是排出了胃内的积水，而非肺内的水，表面上给人的错觉是患者经口鼻排出了很多水，控水效果明显，而对抢救患者生命效果甚微。

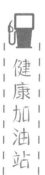

健康加油站

怎么正确救助溺水者

干性溺水可以转化为湿性溺水。大部分人在淹溺的早期喉部会发生痉挛，使声门关闭，此时肺里的水并不多，即干性溺水，这个时候如果能及时被救上岸，抢救成功的概率非常大。但如果溺水时间较长，喉部肌肉松弛了，水大量进入肺内，则会变成湿性溺水。

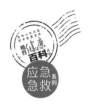

在实际救护中，溺水者被救上岸以后，抢救人员并不能从某些特定症状中判断患者是处于干性溺水还是湿性溺水状态，故不管是何种状态，其抢救的方法是一样的，即优先进行心肺复苏。

（张国强）

关键词
溺水 现场急救 心肺复苏

6. **溺水**现场该怎么急救

溺水是全球性的安全问题，我国每年约有 5.9 万人死于溺水。应对洪涝灾害及生活溺水事件，学习溺水的现场急救至关重要。

遇到溺水者如何急救

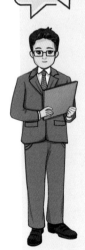

遇到溺水者，首先一定要保证自己的安全，没有受过专业训练的人，就算会游泳也不要盲目下水救人。发现溺水者要寻求多人的帮助，拨打"110"报警及联系"120"急救人员。可以在岸上用长竿帮助溺水者攀附上岸，或者向水面抛木板、救生圈、泡沫垫等可以漂起来的东西。万不得已下水营救时，注意不要正面靠近溺水者，避免被溺水者死死抓住，应从侧后方拖着溺水者的腋窝或脖颈，再托起他的身体让头露出水面，采用仰泳法上岸。万一被抓住，应该松手下沉，先离开溺水的人，然后再施救。

溺水者被救上岸后该怎么急救

首先判断溺水者是否有意识。如果溺水者有呼吸、意识清醒，可以给溺水者盖上毛巾及衣物保暖，并观察是否有其他不适，再到医院进一步检查。如果溺水者昏迷，需要立即判断其是否有心跳呼吸。一旦发生心跳呼吸骤停，应尽快实施心肺复苏。如果不会人工呼吸，也可只进行胸外按压。切记同时呼叫"120"，并持续心肺复苏至患者呼吸脉搏恢复或急救人员到达。

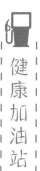

健康加油站

溺水时如何自救

溺水发生时正确的自救方式是仰面向上，头顶向后，将口鼻露出水面，宜深吸气浅呼气，尽可能保持身体浮于水面，大声呼救，同时双脚踩水保持漂浮，减少挣扎，保持体力。可以攀附或握住周围有浮力的物品，减缓下沉。如果身体沉入水中，可以双手下压向下划水，同时双足踩水，使身体上浮。如果淹溺时被水草或水下杂物缠住，应深吸气后屏气再钻入水中解脱杂物缠绕，切忌挣扎，减少身体需氧量，增加水下耐受时间。

（张国强）

鱼刺卡喉、吞食异物、异物入眼及耳鼻腔

7. 为什么卡了鱼刺后
不要用土办法

关键词

鱼刺卡喉　土方法

　　鱼是餐桌上常见的美食，受到不少人的追捧，但鱼肉好吃鱼刺难去，遇到鱼刺卡喉，很多人手忙脚乱之间采取很多民间土方法，如吞饭团、大口喝醋等，却不知道这些土方法不仅不能有效地去除鱼刺，还可能加重鱼刺带来的风险，甚至造成更大的伤害。

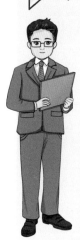

专家说

鱼刺卡喉为什么不能吞饭团或馒头

　　许多人不小心吞下鱼刺后，会选择吞饭团或馒头，认为这种绵软团块可以包裹鱼刺、随后进入胃部。然而事实并非如此。虽然饭团、馒头等物体积较大，但能不能把鱼刺带到胃中，全靠运气，运气好时一些细软小刺可被带到胃中，但同时也存在很大风险，比如鱼刺可能在食物的挤压下刺入喉咙深部，这样反而增加了鱼刺拔出的难度及风险。而且，就算鱼刺被食物带到了胃中，大部分也不会被胃酸消化，甚至有些坚硬的鱼刺可抵挡住胃酸的侵蚀，继续威胁身体。

鱼刺卡喉后喝醋可以软化鱼刺吗

　　有人认为，酸性物质醋中含有醋酸，可以与喉咙中鱼刺中的钙发生化学反应，从而使鱼刺软化。

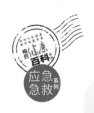

然而事实并非如此。食醋的有效成分为醋酸，一般一瓶食醋中总酸含量为 4%~6%，酸性很弱，即使将鱼刺浸泡在食醋中也不会将其软化；并且喝醋后醋液会迅速从咽喉流经食管进入胃中，不会在鱼刺处长时间停留，无法起到软化鱼刺的作用。另外，大量喝醋不仅不能软化鱼刺，反而可灼烧食管黏膜，加剧黏膜水肿的症状，进一步加重鱼刺卡喉的不适感；并且大量喝进去的醋还会刺激胃肠道，导致胃部不适。

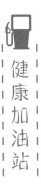

健康加油站

鱼刺卡喉有什么后果

鱼刺卡喉会刺激咽喉部黏膜，人能感觉到明显的异物感。如果鱼刺损伤到局部黏膜，会导致黏膜充血水肿，感觉到咽喉部疼痛。鱼刺卡喉还可能会引起反射性喉痉挛进而导致呼吸困难；更有甚者，较大的鱼刺嵌在声门上，会导致窒息死亡。如果鱼刺较粗较长，可刺入周围组织，如主动脉、纵隔等，可引起大出血、纵隔气肿；若较为纤细的鱼刺刺入血管，可随血管游走至其他部位，造成更严重的后果。

（张国强）

8. 为什么感觉鱼刺下去了
喉咙还是**发炎**了

人们通常会用"如鲠在喉"一词形容心里有话不能说出来，非常难受，说明鱼刺卡在喉咙里真的非常不舒服，有些人在鱼刺下去之后，喉咙处的不适感依旧无法消失，这是为什么呢？

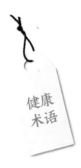

梨状隐窝

梨状隐窝在喉咽部，喉口的两侧和甲状软骨内面之间，黏膜下陷形成的深窝，是异物易嵌顿停留的部位。

专家说 为什么感觉鱼刺下去了喉咙还是发炎了

当鱼刺卡喉时，会有明显异物或刺痛感；鱼刺下去之后喉咙还会痛，这是因为鱼刺长时间吞咽摩擦或继续进食会造成黏膜损伤，也可能是发生了炎症反应。

（1）黏膜损伤：当鱼刺卡喉造成黏膜损伤后，即使鱼刺去除了，黏膜损伤依然存在。后期的吞咽

关键词

鱼刺 咽痛 发炎 黏膜损伤

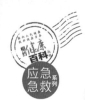

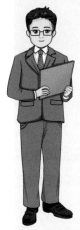

口水或进食时又会对损伤部位的黏膜产生一定的刺激，继而出现刺痛症状，在食用辛辣刺激性食物时，疼痛尤为明显。

（2）炎症反应：鱼刺长时间卡喉未处理，机体对鱼刺这种外来物产生排斥反应，使损伤部位发生了急性免疫反应，致使局部组织破损溃烂，从而引起疼痛。

鱼刺卡喉后出现黏膜损伤该怎么办

鱼刺卡喉后如果出现黏膜损伤，可暂时以进食流食为主，避免辛辣刺激性食物，以减少对黏膜损伤处的刺激；黏膜损伤一般可自行愈合，无须特殊处理；若此类症状持续3日以上，则建议到耳鼻咽喉科就诊。

鱼刺卡喉后损伤部位发生炎症反应该怎么办

如果出现此类情况，建议进一步做电子咽喉镜检查，先排除异物依然存在的可能。同时可在医生的指导下使用抗生素控制感染。

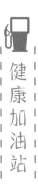

健康加油站

喉咙卡鱼刺真的有生命危险吗

这种情况很少，但确实有发生。常见的情况有以下两种：

（1）较大的鱼刺穿透咽部、食管，刺破大血管，这种情况随时可能大出血从而导致失血性休克。

（2）另一种可能是长时间异物存留，导致咽喉部的感染播散至全身，从而导致广泛而严重的感染。当出现以上两种情况时，需要尽早外科干预。

（张国强）

9. 被鱼刺卡喉后
该怎么正确处理

　　每逢佳节，来急诊处理鱼刺卡喉的患者会陡然增多。在社交网络蓬勃发展的今天，各种特殊病例也常被当作"卖点"来传播：如"吃鱼鱼刺卡喉结果大动脉破溃出血致死"，又如"一根鱼刺卡了20年，之前一直以为是慢性咽炎"，之类的故事屡见不鲜。听得多了，难免有些谈"鱼"色变了。鱼刺卡喉后如何正确处理，也成了吃鱼之前的"必修课"。

专家说

被鱼刺卡喉后该怎么正确处理

　　（1）冷静判断：首先保持冷静，判断是否真的有鱼刺卡喉。因为有时囫囵吞下的鱼刺可擦伤黏膜，造

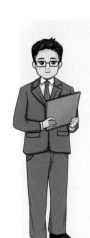

成鱼刺卡喉的假象，可以尝试着吞咽唾液几次，如果仍有明显的刺痛，且刺痛的位置较为固定，那么鱼刺卡喉可能性很大。

（2）停止进食：当确认鱼刺卡喉时，应立即停止进食并舒缓情绪，使咽喉部的肌肉放松。因为情绪紧张时，容易造成咽喉部肌肉紧张收缩，使鱼刺卡得更紧。

（3）冷静处理：可以尝试咳嗽几下，促使扎得不深的鱼刺松动并随着气流咳出，吞咽不适感消失即为成功。若失败，可以请周围人帮忙，用手电筒照射咽喉部，如果看到鱼刺卡在浅表部位，可以尝试用镊子等工具夹出。

（4）及时就医：如果肉眼看不到卡顿的鱼刺，说明鱼刺卡顿的位置可能较深，自行拔出有困难。或者能看到鱼刺，但鱼刺非常粗大，扎得很深，这时候一定不要自己处理，避免发生新的创伤。此时应立刻到医院就诊。

如何预防鱼刺卡喉

对于咽喉异物，预防永远是第一位的。在生活中我们应该尽量做到食不言语，细嚼慢咽，勿说笑；儿童和老年人需格外注意。

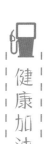

健
康
加
油
站

鱼刺卡喉应该挂什么科

不同程度、不同情况下的鱼刺卡喉有不同的处理策略，误吞异物在医学的处理上会涉及多个学科：口腔异物属于口腔科；咽部、喉以上属于耳鼻咽喉科；喉部以下为消化科；进入气管的异物需要呼吸科处理；如形成食管瘘则需要到胸外科接受手术治疗；如果造成胃肠穿孔则可能需要到普通外科进行手术治疗。

（张国强）

10. 为什么吞食异物后
尽量**不要进食**

异物卡在喉咙、食管甚至肠道的情况在生活中时有发生。吞食异物后尽量不要进食，主要是因为这样可能会增加危险。异物卡在喉咙或呼吸道中可能导致窒息，而吞食异物可能会刺破食管或肠道，导致内出血或穿孔等严重并发症。日常小事，常伴惊险，处理不当可能致命。那么，吞食异物后有哪些常见的误区，又该如何预防呢？

关键词

吞食异物　进食

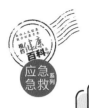

专家说

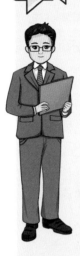

常见的吞食异物有哪些

吞食异物是指人们误吞或故意吞入的各种物体，这些异物可能被卡在食管、气道，或者进入消化道不能被消化及排出。常见的异物可分为金属类：硬币、钉子、磁力珠等；食物类：鱼刺、鸡骨头、枣核等；化学物品：打火机、电池等。

吞食异物后进食会有哪些影响

（1）食物推动：吞食异物后继续进食可能会使异物在消化道内移动，有可能使其卡在消化道狭窄部位，如食管、贲门或幽门等。

（2）损伤加重：如果异物尖锐，如鱼刺、金属等，进食可能会使异物刺入周围组织，造成内出血或穿孔。

（3）感染风险增加：食物中的细菌可能导致感染，加重局部炎症。

吞食异物后还有哪些常见误区

（1）自行催吐：很多人遇到这种情况会试图通过催吐将异物吐出来。然而，催吐可能会导致异物深入食管或误入气道，造成更大的伤害。

（2）喝醋溶解：网络上常有人推荐喝醋来软化异物。但实际上，喝醋不仅无法溶解异物，还可能刺激食管黏膜。

（3）用力咳嗽：尝试通过咳嗽将异物咳出同样是不可取的，因为咳嗽可能导致异物位置改变，甚至深入呼吸道。

生活中如何预防误吞异物

（1）细嚼慢咽：养成良好的进食习惯，细嚼慢咽，避免大块食物进入消化道。

（2）注意力集中：在进食时避免分心，特别是小孩在玩耍时不要进食。

（3）注意食物安全：不吃过期或未经烹饪的食物，避免摄入有毒有害物质。

（4）教育宣传：加强对儿童和老人的教育宣传，提高他们对吞食异物的风险认识。

（张国强）

11. 为什么吞食异物后要**尽早就医**

在我们日常生活中可能会发生吞食异物的情况，大多是无意中吞下的。无论何种情况，吞食异物都可能对身体健康造成严重威胁，切勿因暂时无不适症状而掉以轻心。

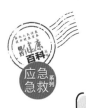

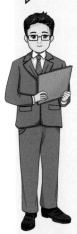

吞食异物可能导致的后果

（1）呼吸道梗阻：如果异物较大或形状不规则，可能会卡在呼吸道中，导致呼吸困难，甚至窒息。

（2）消化道梗阻或穿孔：如果异物较小，可能会进入消化道。异物可能会卡在消化道狭窄部位，造成梗阻；或者在消化过程中对消化道造成损伤，引发穿孔。

（3）感染：异物滞留在体内可能会引发感染，尤其是对于一些易滋生细菌的金属、玻璃等异物。

（4）其他并发症：长期滞留的异物可能会引发疼痛、出血、肠道刺激等症状，对患者的正常生活造成严重影响。

吞食异物后为什么要及时就医

（1）诊断与定位：医生可以通过专业仪器准确判断异物的位置和大小，为后续治疗提供依据。

（2）减轻并发症：及时就医可以避免因延误导致的并发症，如感染、出血、穿孔等，从而降低治疗难度和风险。

（3）确保安全：医生能够根据异物的大小、形状和位置选择最适合的治疗方法，确保患者安全。

（4）预防意外事故：在医疗人员的指导下，患者可以采取正确的应对措施，避免因不当操作导致更严重的后果。

如何应对吞食异物的情况

（1）保持冷静：在吞食异物后，应保持冷静，避免因恐慌而作出不当行为。

（2）观察症状：留意是否出现呼吸困难、疼痛、出血等症状，并记录出现的时间和症状的严重程度。

（3）及时就医：一旦出现任何异常症状或不适感，应立即前往医院就诊。就医途中尽量让患者保持安静，避免过度运动或用力。

（4）提供详细信息：就诊时向医生提供尽可能详细的信息，包括吞食异物的种类、大小、形状以及症状等。这将有助于医生作出准确的诊断和治疗。

（5）遵循医嘱：治疗期间严格遵循医生的医嘱，按时服药、定期复查，并注意调整饮食和生活习惯。

（张国强）

12. 吞食异物后
该怎么急救处理

在日常生活中，我们可能会面临一种紧急情况，那就是误吞异物。如果不及时采取正确的急救措施，可能会对受害者造成严重的

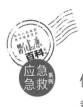

伤害，甚至危及生命。因此，了解异物吞食后的急救处理方法至关重要。

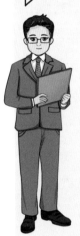

吞食异物的主要群体有哪些

吞食异物的主要群体包括儿童、老年人，以及可能存在精神疾病的患者。

儿童由于年幼好奇，喜欢将小物件放入口中玩耍，且儿童咀嚼功能不全，咳嗽反射迟钝，也容易将吞服的果核或骨刺随食物咽下。老年人则容易因义齿或者脑血管疾病导致咀嚼不充分，误将异物吞服。此外，精神疾病患者也是吞食异物的主要群体。

吞食异物后有哪些症状表现

（1）咽部疼痛或不适：吞食异物后，可能会出现咽部疼痛或不适的症状，尤其是在吞咽时，可能会感到明显的疼痛或异物感。

（2）呼吸急促或困难：如果异物卡在喉部或气管中，可能会引起呼吸困难，严重时可能导致窒息。

（3）咳嗽或声音嘶哑：如果异物刺激喉部或气管，可能会导致咳嗽或声音嘶哑。

（4）吞咽困难：如果异物较大或形状不规则，可能会卡在食管内，导致吞咽困难。

（5）食欲减退：由于吞食异物后可能出现咽部不适、疼痛等症状，因此可能会导致食欲减退。

吞食异物后该怎么急救处理

（1）进行拍背：吞异物之后需要及时进行拍背，主要用空心掌由下到上的方式进行拍打，能够帮助呼吸道以及气管当中的异物排出，从而缓解局部不适的症状。

（2）海姆立克急救法：若出现了气道异物梗阻症状，如呼吸急促或困难等，可以采取海姆立克急救法进行紧急处置。

（3）及时就医：如果吞食异物之后，通过上述的方法无法排出异物，需要及时前往医院就医。

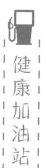

健康加油站

吞食异物后是否需要观察
患者大便情况

吞食的异物，一般在吞食后的1周内可以自然排出。这时，患者的大便可能呈现与日常不同的状态，比如颜色、形状等，需要观察异物是否已全部、完整排出。

（张国强）

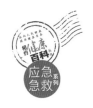

13. 为什么异物入眼

不能用手揉搓

在日常生活中，常会发生风沙、眼睫毛、碎屑、飞虫等进入眼睛，特别是起风的天气，空气中的飞尘更容易随风吹入眼内。由于眼球不断地转动，致使异物刺激角膜，引起眼睛红肿、沙涩流泪、磨痛、难以睁开等不适，严重影响人们的日常生活。

眼部异物按性质分类有哪些

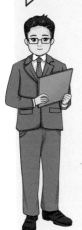

眼部常见的异物大致可以分为比较活跃的异物和惰性的异物。

活跃的异物一般是指容易发生化学反应的金属，如铁、铜等，这类异物需要尽早取出，因为铁与玻璃体接触后会形成氧化剂，造成组织结构损伤，而铜质异物可能会引起严重的非细菌性炎症。

惰性的异物一般是指玻璃、砂石，以及一些不容易发生化学反应的金属，如铅、金、银等。惰性的异物在眼内化学性质较稳定，给医生处置留出的时间相对比较宽裕。

"迷眼"后为什么不能用手揉

发生"迷眼"后很多人会不由自主地用手去揉搓，这样做不但无济于事，而且会造成更严重的损伤。眼球表面的角膜构成了眼睛的外屏障，抵御和感受外界刺激，保护眼球内容物。异物一般是先附在角膜上，用手去揉搓的结果是使原本光滑的角膜被带棱角的异物划伤。如果异物尖锐或有刺激性，用手揉搓眼睛可能会导致更严重的损伤，包括刮伤、撕裂或感染。另外，如果手上的细菌污染了眼睛还会引起感染。

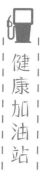

生活中如何有效预防异物入眼

（1）戴护目镜或护目罩：在进行特定活动时（如打磨、切割、修剪植物等），应该戴上护目镜或护目罩，以防止异物飞溅或飞入眼睛。

（2）注意环境清洁：保持工作和生活环境的清洁，避免在灰尘、颗粒物和杂物积聚的地方长时间停留，减少异物进入眼睛的可能性。

（3）避免触摸眼睛：不要用手触摸眼睛，以免带入细菌或异物。

（4）注意风险环境：在高风险环境下，如沙漠、建筑工地等，在外出时要戴上墨镜或护目镜，尽量避免强风吹入异物。

（5）定期检查眼镜：如有近视、远视或其他眼部问题者，应该定期检查是否需要更换眼镜或隐形眼镜，以保护眼睛免受异物侵害。

（李国楠）

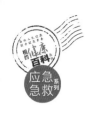

14. 为什么眼部异物取出后还有**异物感**

我们常说，"眼睛里容不下沙子"，因为在我们角膜表面有着非常丰富的神经纤维，哪怕是细小灰尘量级的刺激对我们的眼睛来说都是很重的刺激。眼内异物取出后，许多人会出现眼睛红肿、流泪，仿佛有一颗沙子或其他微小颗粒仍然在眼睛中，这是什么原因呢？

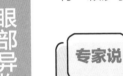

常见的异物按位置分类有哪些

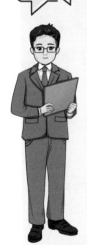

（1）结膜异物：这些异物可能位于睑结膜面或者结膜囊内，这些位置的异物一般直接取出来即可，症状多数可立即得到缓解。

（2）角膜异物：比较常见，这些异物常见的类型是金属异物，该情况多发生于户外劳作、从事装修等工作的人群，轻者直接取出即可，配合抗感染抗炎药物，一般可较快恢复不留后遗症。严重者可因异物不清洁引起角膜感染或角膜上皮修复不佳，铁锈残留引起毒性反应，甚至需要手术治疗。

（3）眼球内异物：这类异物因进入眼球的速度较快，可能会直接进入眼球内导致视力明显下降，甚至视物模糊。严重者可能引起眼球内感染、眼内出血等，因此需要尽快去医院就诊。

眼内异物取出后，为什么仍有异物感

眼部异物取出后，眼睛仍有异物感，原因可能有以下几种。

（1）残留物：取出异物后，可能会有些残留物或碎片仍然留在眼内，导致异物感。这可能需要额外的检查和处理来清除残留物。

（2）慢性炎症：异物可能引起眼睛的炎症反应。即使异物已经被取出，眼睛仍然可能处于炎症状态，导致异物感。这种情况下，可能需要眼药水或其他治疗方法来减轻炎症和不适。

（3）炎症创伤：取出异物后，可能会留下一些轻微的眼部创伤，如划伤或刺激。这些创伤可能需要时间来愈合，其间也会出现异物感。

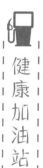

健康加油站

如何预防眼睛"异物感"

造成眼睛异物的原因很多，只有日常生活多加留意才能减少病症的发生。如起风时减少户外活动或佩戴防风眼镜；注意个人卫生，勤洗手、洗脸、不揉眼；避免过度用眼，保持充足的睡眠；清淡饮食，加强锻炼，保持愉悦的心情；对症用药，防止小病成大病。

（李国楠）

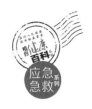

15. 异物入眼该怎么
急救处理

异物入眼后，可立即出现不同程度的眼内异物感、畏光、疼痛及反射性流泪，严重的还会造成眼球损伤，轻者视力下降，重者可导致失明。因此，预防眼外伤的发生和正确处理异物入眼十分重要。

 异物入眼后现场该怎么急救

（1）先保持冷静脱离致伤因素，避免产生二次损伤。

（2）闭上眼睛休息片刻，等到眼泪大量分泌，再慢慢睁开眼睛眨几下，多数情况下，大量的泪水会将眼内异物自动地"冲洗"出来。尽量避免揉搓受伤的眼睛，因为这可能会加深异物的侵入或造成更多损伤。

（3）如果泪水不能将异物冲出，应尽快用清水或生理盐水冲洗眼睛，将面部浸入脸盆中，双眼在水中重复眨眼睛。或者用流动的清水冲洗，直到感觉异物被清除或者眼睛感到舒适为止。

（4）如果各种冲洗法都不能把异物冲出，可请人或自己翻开上下眼皮，用蘸有清水或生理盐水的干净的棉签或手帕，轻轻将异物擦掉。

（5）如果异物比较大或者眼睛有明显的疼痛、流泪、视力下降等症状，应该立刻到医院就诊，以免造成更严重的伤害。

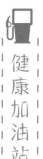

酸、碱等化学异物溅入眼内该怎么办

发生酸、碱等化学异物溅入眼内时，千万不可紧张、慌乱，最重要的是马上就近取水冲洗伤眼。冲洗时要把眼睛睁开，眼球向各个方向来回转动，最好用手把上、下眼皮扒开仔细冲洗。现场若无人帮助，就用力睁大眼睛，将面部浸入水中，头在水中左右晃动，使眼内的化学物质迅速被水冲掉，在冲洗过程中要经常更换清水。冲洗力求彻底，一般要 10 分钟以上。经过多次反复冲洗后，立即去医院接受眼科医生的检查和治疗。需要注意的是，如果生石灰（氧化钙）进入了眼内，则千万不可直接用水冲洗。这是因为生石灰遇水可以发生化学反应，产生腐蚀性更强的熟石灰（氢氧化钙），同时产生大量热量，对眼睛造成二次伤害。所以正确的处理方法是，先用干净的棉签将生石灰粉蘸出，然后再用清水冲洗。即使在冲洗后感觉到一定程度的缓解，仍然需要就近就医寻求及时的专业治疗和评估。

（李国楠）

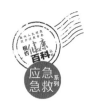

16. 为什么异物进入耳鼻腔

不能抠

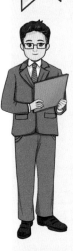

关键词

耳鼻腔异物　症状

耳鼻腔异物大多发生在儿童身上，尤其低龄儿童，在玩耍时可能不慎将体积较小的玩具或其他物体等置入耳鼻腔等，发生这种情况后，无论是小朋友还是家长，本能反应可能就是用手去抠，试图通过此法将异物取出，那此法是否可行呢？让我们一起来看看。

 专家说

什么是耳鼻腔异物

耳鼻腔异物指的是外耳道、鼻腔进入外来物质。

常见的耳鼻腔异物有哪些

根据异物的性质，可以分为非生物类异物和动、植物类异物。

非生物类异物，是最常见的异物类型，通常指的是玩具零件、扣子、硬币、卷纸、石块、纽扣电池等小物品，尤其纽扣电池，具有腐蚀性，需要及时处理。

植物类异物，如花生、豆类、谷物等。

动物类异物，如蚊虫等昆虫。

临床以非生物类异物及植物类异物多见，以小儿患者多见。

异物进入耳鼻腔后会有哪些症状

异物进入耳鼻腔后临床表现因异物大小、种类、形状、性质而异。

对于外耳道异物，小且无刺激性异物可不引起症状。动物类异物，如昆虫等在外耳道爬行，可引起剧烈耳痛、噪声。植物性异物，可阻塞外耳道，引起耳闷胀感、听力受损、疼痛、脓性或血性分泌物等。

对于鼻腔异物，例如塑料性异物性质稳定，短时间内仅有闭塞症状，异物存留时间长，多有单侧鼻腔流黏脓涕、涕中带血和鼻塞症状，呼出气有臭味。动物性异物，鼻内多有虫爬感。非生物类异物，如纽扣电池，含有重金属等成分，会导致鼻腔黏膜受损、腐蚀，严重者甚至导致神经受损等，应尽早处理。

异物进入耳鼻腔为什么不能抠

外耳道异物，如果用力抠异物，会导致异物进一步加深，可能导致鼓膜受损，甚至感染等。

鼻腔进入异物较为危险，一旦异物经过鼻腔进入气管，很容易导致窒息。

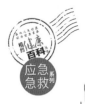

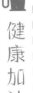

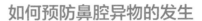

关键词

耳鼻腔异物　颅内　感染

健康加油站

如何预防鼻腔异物的发生

　　孩子是最容易出现鼻腔异物的群体，因此家长们平时要注意做好孩子的教育工作，如教育孩子不要把食物或玩具等塞入鼻腔；此外，精神不正常或者神志不清的患者也容易把东西塞进鼻腔内，因此在平时的生活中要注意做好监护措施。在户外活动期间要注意做好防护措施，不使用沟渠里的水、稻田水等洗手擦脸，防止水蛭等寄生虫进入鼻腔而吸附在鼻黏膜上，形成鼻腔异物。

（李国楠）

17. 为什么异物进入耳鼻腔可能引起**颅内感染**

　　耳鼻腔异物可能会引发一些并发症，如鼓膜受损、鼻黏膜受损等，但最严重的并发症要数颅内感染，那么为什么耳鼻腔异物会引起颅内感染呢？我们来了解一下。

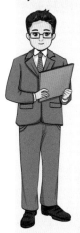

为什么耳鼻腔异物会引起颅内感染

外耳道异物损伤鼓膜，导致鼓膜穿孔或者堵塞，在免疫力低下、合并毒力较强的致病菌等情况下，会导致中耳炎，炎症通过不同方式扩散可导致颅内感染。当周围骨性结构被破坏，如鼓室、骨窦盖或乙状窦骨壁破坏，致病菌可经过破坏或缺损的骨壁直接向颅内扩散，导致感染。致病菌还可以通过正常结构通道，经过前庭窗、蜗窗侵入内耳，经淋巴管等向颅内播散，亦可通过中耳和颅内相通的小血管蔓延至颅内。

鼻黏膜有丰富的毛细血管，有异物摩擦或用力抠挖时，很容易导致其受损或出血，不同异物对鼻黏膜的损伤程度不同，当异物携带大量细菌时，由于鼻子在面部三角区，感染会经过面前、眼上、眼下静脉等进入颅内的海绵窦，引起海绵窦感染，即颅内感染。

耳鼻腔异物引起颅内感染有哪些症状

耳源性颅内感染：可出现静脉窦血栓、硬膜外和硬膜下脓肿、脑膜炎和脑脓肿等，临床表现为发热、耳痛、头痛、剧烈喷射性呕吐等，严重者可出现意识障碍等。

鼻源性颅内感染：如出现脓臭味鼻涕或者血性鼻涕等，出现剧烈头痛、呕吐、发热等不适，要警惕颅内感染。一旦出现上述症状，应及时就医，颅内感染治疗不及时可造成生命危险。

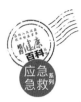

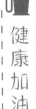

出现耳鼻腔异物时需要及时就医吗

在日常生活中，儿童出现耳鼻腔异物时，应及时就医，将异物取出，避免异物长期存在导致的严重颅内感染。

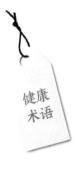

健康术语

颅内感染

颅内感染是指细菌或病毒进入颅内引起的感染，临床上有高热、头痛、颈项强直等临床表现，如果发现有这些表现，应及时就医，积极诊治。

（李国楠）

关键词

耳鼻腔异物 现场急救

18. 异物**进入耳鼻腔**
现场如何处置

当我们遇到异物不慎进入耳鼻腔时，该怎么处理才能减少对生命的威胁？我们一起来了解一下。

专家说

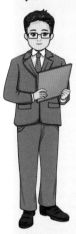

发生耳鼻腔异物如何识别危险情况

耳鼻腔异物多见于幼儿，当玩具等物质不慎进入耳鼻腔，或者昆虫等动物误入耳鼻腔时，首先应判断是否有生命危险，如一般情况，可尝试取出异物，如有气喘、面色苍白，应及时就医。

耳异物现场如何处置

首先要判断异物的性质，根据不同异物采取不同措施。

（1）植物类及非生物类异物：用耳钩等工具取出。耳钩应顺耳道与异物的空隙或耳道前下方进入，将异物钩出；圆球形异物如玻璃球等，可用刮匙钩出，切勿用镊子或钳子夹取，以防异物滑入耳道深处损伤鼓膜；质轻而细小异物，可用凡士林或胶黏物质涂于棉签头，将其粘出。

（2）动物类异物：可用植物油滴入耳内，将昆虫麻醉或杀死后用镊子取出。如为飞蛾或蚊子等趋光性的昆虫，可用手电筒照射引诱其飞出。

若异物较大且外耳道深部嵌顿较紧者，应尽快就医。

鼻腔异物现场如何处置

遇到鼻腔异物，在询问基本情况后，可用手电筒照射患者患侧鼻腔，观察鼻腔内是否能看到异物，是否有分泌物及颜色、性质、异味等。

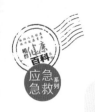

（1）擤鼻：嘱患者低头，用手指按住健侧鼻孔，用嘴吸气后，再用鼻子用力呼气，看能否将异物排出。

（2）诱发喷嚏：若擤鼻方法无效，可以把干净细长的棉絮或羽毛放入患者健侧鼻孔并轻轻转动，并嘱其低头，诱发喷嚏，促使异物排出。

（3）趋光法：若进入鼻腔内的异物是小飞虫或其他活物时，可用手电筒照射患者患侧鼻孔，让其用嘴吸气，再用鼻子轻呼气。利用小飞虫的趋光性，诱使其自行爬出。

如上述方法不能取出异物，以及对于 3 岁以下幼儿或不能听从指令者，应立即就诊。

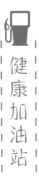

健康加油站

耳鼻腔异物突然导致意识丧失该怎么办

耳鼻腔进入异物后，若患者发生意识丧失，考虑存在气道堵塞梗阻窒息，应尽快开始心肺复苏，同时拨打急救电话，尽快送医。

（李国楠）

触电与一氧化碳中毒

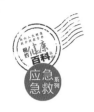

19. 为什么触电后**无法挣脱**

电在生活必不可少，它给我们带来的便利同时也可能存在一些安全隐患。在人们的普遍印象当中，人在触电的时候似乎会被漏电的地方紧紧"吸住"，无法挣脱，这是为什么呢？

关键词

触电挣脱　跨步电压

 专家说

为什么触电之后会被"吸住"、无法挣脱

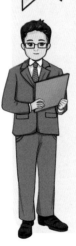

实际上，人在触电时并没有真正被吸住，而只是一种感觉。当电流经过人体时，神经瞬间会被电流所麻痹，而肌肉受到电流的刺激之后，也会不由自主产生收缩，使人全身出现一种僵硬的状态。当手部肌肉受到刺激，会持续握住漏电的地方，时间越久，肌肉越僵硬，人越是无法挣脱，死亡的风险会逐渐加大。因此，这种被吸住的感觉并不是被动的，而是人触电之后自己握住了电源。

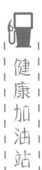

健康加油站

为什么看见周围接地的高压线千万不能跑

接地的高压线看似已经断电，实则与大地形成通路，贸然接近，会受到跨步电压影响触电。为啥说这个时候千万不能跑？因为在跑动的过程中，两脚之间会产生电势差，而且步子迈得越大，电势差越大。当一个人发觉存在跨步电压威胁时，应赶快把双脚并在一起，两条腿同时跳起、跳离危险区。还有一种方法就是通过两脚相互摩擦着缓慢移动，每次只能移动几厘米，而且双脚不能离开地面。

健康
术语

跨步电压

当架空线路的一根带电导线断落在地上时，落地点与带电导线的电势相同，电流就会从导线的落地点向大地流散，于是地面上以导线落地点为中心，形成了一个圆形电势分布区域，离落地点越远，电流越分散，地面电势也越低。人站在距离高压电线落地点 8~10 米以内，因前后脚电势不等，电流会沿着人的身体从脚经腿、胯部又到脚，与大地形成通路。

跨步电压触电时看似没有经过人体的重要器官，那就比较安全吗？并非如此！因为人受到较高的跨步电压作用时，双脚会抽筋，使身体倒在地上。这不仅使作用于身体上的电流增加，而且使电流经过人体的路径改变，完全可能流经人体重要器官，从而造成伤害。

（练　睿）

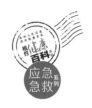

20. 为什么触电**严重者**
会导致**死亡**

触电会导致死亡吗？答案是肯定的。生活中触电事件常有，有的可能是一闪而过，有的可能致命，那其中缘由究竟为何，我们一起来了解一下。

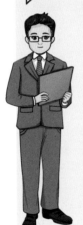

专家说

影响触电严重程度的因素有哪些

触电事件的严重性取决于多个因素，包括电流的强度及频率，触电时长，电流经过身体的路径，受害者的身体状态，是否得到及时救治等。

触电的致死因素有哪些

触电引起死亡的主要原因是电流通过人体时对生物组织产生的不可逆的伤害，包含如下因素。

（1）心搏骤停：电流通过心脏时引起心脏节律的混乱，最终导致心搏骤停。这是触电最常见的致命原因之一。

（2）呼吸停止：强大的电流可以直接影响呼吸肌，导致呼吸停止。缺氧会迅速对大脑等重要器官造成损害，如果没有及时恢复呼吸，可导致死亡。

（3）烧伤：高电流通过身体时，引起组织的热量产生，导致烧伤。这些烧伤不仅可以影响皮肤，还可能影响内部组织，增加死亡风险。

（4）电击刚性和肌肉损伤：电流引起的肌肉痉挛可能导致电击刚性，使触电者难以挣脱电源，同时也可能造成肌肉损伤。

（5）内部损伤：电流的经过路径穿过重要的器官，引起内部损伤。这种损伤可能直接影响生命支持系统，导致多器官功能衰竭。

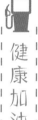

健康加油站

人体各组织电阻顺序以及损伤差异

人体组织的神经、肌肉、皮肤、肌腱、脂肪及骨骼的电阻依次递增。骨组织电阻最大，电流通过时产生的热最高，加上深部组织散热慢，骨周围的其他深部组织可因此增加损伤，但骨骼因对热的耐受力较大，受损较轻。神经及血液的电阻较小，这些组织更为稚嫩，更易为高热所损伤。身体各部皮肤的电阻因皮肤厚度不一而相异，例如，角化层及全层皮肤最厚的手掌及足底部的电阻最大。皮肤电阻的大小随着所含的温度、湿度和电位差而变化，例如，潮湿的皮肤比干燥的皮肤电阻降低许多。

（练　睿）

21. 发生触电如何**自救和他救**

俗话说，"防盗防抢防诈骗，避火避水避触电"。我国每年因触电导致近万人死亡，是一种看不见却摸得着的危害。我们必须要对触电有充分的了解，学习自救和救人的方式，在造成伤害时科学救助，避免发生二次伤害。

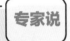

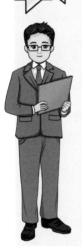

发生触电后如何施救

（1）安全第一：首先确保自己的安全，切勿直接触碰触电的人体。如果发生在高电压设备或水域等危险场所，必须确保自身安全后才能靠近受害者。

（2）切断电源：尽快切断导致触电的电源。可以使用非导电的工具，如橡胶手套、木质棒等，切勿使用金属工具，以免自身受到电击。

（3）观察烧伤情况：触电时可能引起烧伤，观察受害者是否有烧伤。如果有，避免用冷水直接冲洗，而是使用干净的无菌敷料覆盖烧伤部位。

（4）紧急呼救与复苏：若触电者发生心跳呼吸骤停，确定环境安全后，立即进行心肺复苏，同时拨打急救电话，呼叫周围人进行帮助。

发生触电后如何自救

（1）保持冷静、大声呼救。

（2）立即切断电源。如果触电时电器是固定在墙上的，用尽力气猛蹬墙面，身体向后倒，借助身体重量和外力摆脱电流；如果是荡在空中的电线，就用另一只空出的手迅速抓住电线的绝缘处，将电线从手中拉出。

（3）如果无法快速切断电源，绝缘物能够有效阻止电流通过你的身体，比如可以使用厚实的绝缘橡胶手套、干燥的棉布或者塑料绝缘手柄的绝缘工具等。

健康加油站

如何预防触电

（1）安全教育：加强自我保护与相互保护意识，熟知预防措施和安全抢救方法。

（2）断开电源再检查电器：检修时要先断开电源，确保在检修过程中不会发生意外触电。

（3）购买合格的电器：因为电器漏电是导致触电的主要原因之一，所以在购买电器时要选择合格的产品。

（4）禁止私拉、移动电线：很多人为了方便，会用多个插座串联或非专业、自行移动或调整电线，这样做非常危险，容易踢到电线或者引发短路，一不小心就会发生意外。此外，如果插座遇水、电线漏电，很容易发生触电意外。

（练　睿）

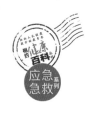

22. 为什么**没有使用炭火**
也会发生一氧化碳中毒

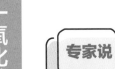

关键词

一氧化碳 中毒 家庭设备

大家都知道燃烧木炭或其他燃料时可能发生一氧化碳中毒，但除上述情况也有可能发生一氧化碳中毒。我们生活中常用的一些家庭设备和汽车尾气排放都可能成为一氧化碳的来源。因此我们需要了解这些潜在风险，以采取必要的措施预防一氧化碳中毒。

专家说

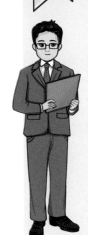

为什么家庭设备可能成为一氧化碳中毒的来源

一氧化碳不仅来源于炭火的使用。家庭设备如燃气热水器、供暖系统和煤气灶，也有燃烧不完全的风险。尤其当这些设备发生故障或未得到适当维护时，就可能产生一氧化碳。一氧化碳无色、无味，可在不被察觉的情况下在室内聚积，对家庭成员的健康构成威胁。

为什么汽车尾气排放也会引发一氧化碳中毒

汽车尾气也是一氧化碳常见来源。启动汽车引擎会产生一氧化碳，在封闭的车库内，尤其在关闭车库门的情况下，气体无法顺畅排出，导致一氧化碳浓度升高。天气寒冷时人们更喜欢在车库内启动车辆，这会增加一氧化碳中毒的风险。

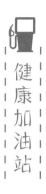

如何预防一氧化碳中毒

首先，要避免在密闭空间使用燃气热水器、燃气炉灶以及生炉取暖，使用时要及时开窗通风，保持空气流通。其次，应定期检查、维护燃气设备。家庭燃气设备正常运作是防止一氧化碳泄漏的首要条件。需定期请专业技术人员检查燃气设备，以确保其燃烧效率和通风系统良好。同时，还需确保车库通风良好，或者在户外启动车辆。此外，安装一氧化碳报警器也非常重要。它能够实时监测室内一氧化碳浓度，一旦检测到异常，就会发出警报，为居民提供逃生的宝贵时间。

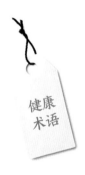

一氧化碳中毒

一氧化碳与血红蛋白的亲和力比氧气与血红蛋白的亲和力高 200~300 倍，一氧化碳极易与血红蛋白结合形成碳氧血红蛋白，使血红蛋白失去携氧作用，阻碍血液中氧气的输送，从而导致组织缺氧，也就是一氧化碳中毒。及早发现并处理一氧化碳中毒至关重要，以避免对机体造成严重的损害。

（练 睿）

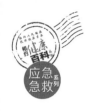

23. 为什么一氧化碳
无色无形却能致命

人们常说一氧化碳是"隐形杀手"，常伤人于无形，不痛不痒，甚至在睡梦中让人中毒，俗话说"知己知彼，方能百战百胜"，让我们一起来了解一下一氧化碳，在生活中多一些防范，减少中毒事故发生。

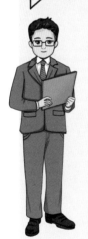

为什么说一氧化碳无色无形

一氧化碳是由燃烧过程中燃料不完全燃烧产生的气体。它无色无味，是因为它在可见光范围内没有吸收光的特性。与氧气分子相比，一氧化碳分子的构造相似，人类的感官无法察觉其存在。

为什么一氧化碳具有如此高的危险性

一氧化碳对人体的危害主要体现在其与血红蛋白的亲和力上。血红蛋白是负责携带氧气的重要分子，在正常情况下与氧气结合形成氧合血红蛋白，氧合血红蛋白将氧气输送到全身各处。但血红蛋白对一氧化碳的亲和力比对氧气高上许多。当一氧化碳进入人体后，它与血红蛋白结合形成碳氧血红蛋白，导致血红蛋白无法有效地携带氧气。这种情况下，即使人体呼吸的是含有足够氧气的空气，也无法确保足够的氧气输送到身体各部位，易引发缺氧。

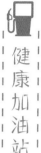

健康加油站

一氧化碳中毒是如何影响人体健康的

一氧化碳中毒可能引起一系列生理反应。轻度中毒可能表现为头痛、头晕、恶心、呕吐等症状，类似于感冒或食物中毒。然而，高浓度的一氧化碳暴露会导致更严重的症状，包括皮肤呈樱桃红色、呼吸及脉搏加快、四肢张力增强、意识障碍，甚至死亡。尤其是在无法察觉一氧化碳的情况下，人们很容易低估其对身体的危害性，延误治疗时机。

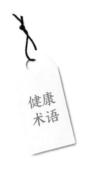

健康术语

碳氧血红蛋白

即一氧化碳血红蛋白，是一氧化碳与血红蛋白结合形成的化合物，它取代了氧气结合的位置，导致血液携带氧气能力下降，引发一氧化碳中毒的生理效应。碳氧血红蛋白比氧合血红蛋白具有更鲜红的颜色，因此一氧化碳中毒的人的皮肤黏膜是樱桃红色的。

（练　睿）

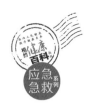

24. 一氧化碳中毒
如何**自救和他救**

一氧化碳中毒十分危险，及时采取自救和他救措施至关重要。学习一氧化碳中毒的紧急处理方法（包括个体自救和他人救援），可以最大程度降低中毒的危害。

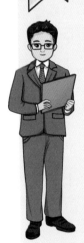

一氧化碳中毒该怎么自救

一氧化碳中毒后，中毒者在自己意识清醒的时候可以采取自救。首先，在意识到自己可能一氧化碳中毒后，应立即离开被一氧化碳污染的环境，到空气流通的空旷区域快速呼吸新鲜空气。然后迅速拨打求救电话，等待救援的人员到来。如果头晕严重可侧卧位休息或头偏向一侧平卧位休息，以防止误吸。在救援人员到达前，尽量清除口腔内和鼻腔内的分泌物，以保持呼吸道通畅。

一氧化碳中毒急救过程中有哪些注意事项

在急救过程中，首先要确保中毒者远离危险区域，避免患者再次吸入一氧化碳。还需要维持中毒者的体温，因为一氧化碳中毒可能导致体温下降，因此应特别注意中毒者的体温并保暖。如果中毒者失去意识，应将其摆放为侧卧位，防止呕吐物阻塞呼吸道，以保持其呼吸道通畅。在急救过程中，救援人员应尽量减少与一氧化碳的接触，防止中毒。

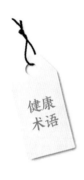

使用一氧化碳报警器有助于自救和他救吗

安装一氧化碳报警器是预防和应对一氧化碳中毒的有效手段。一氧化碳报警器能够及时检测室内一氧化碳浓度的异常，并在达到危险水平时发出警报。对于自救者来说，这意味着能够更早地察觉中毒风险，及时采取自救措施。对于他救者来说，报警器提供了及时的警示，使他们能够更迅速地展开急救，增加了成功急救的机会。

误吸

误吸是指唾液、鼻咽分泌物、食物以及胃内容物等由于肌肉松弛倒流、误入气管。误吸可能会导致剧烈呛咳、肺部感染、气道梗阻、急性呼吸衰竭、窒息，甚至死亡。

（练　睿）

四

食物中毒、
药物中毒、
农药中毒与酒精中毒

25. 食物中毒除了**上吐下泻**还有哪些症状

食物中毒是一种很常见的情况，尤其是夏天天气炎热，食物很容易发霉变质，引起食物中毒。食物中毒会对身体造成很大的危害，因此，了解食物中毒的症状表现，有助于早期治疗处理。

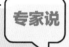

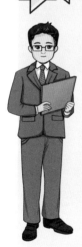

什么是食物中毒

食物中毒是指因误食受污染或有害微生物（如细菌、病毒、寄生虫）或其产生毒素的食物引起的疾病。

引起食物中毒的食品有哪些种类

（1）被致病菌和／或毒素污染的食品。

（2）外观和食品相似而本身含有毒成分的物质，如假羊肚菌。

（3）本身含有毒，而加工、烹调不当未能将毒物去除的食品，如河豚。

（4）由于储存条件不当，在储存过程中产生有毒物质的食品，如发芽的马铃薯、霉变的食物等。

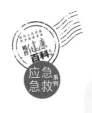

食物中毒有哪些症状

一般而言，食物中毒起病较急，常几分钟到几小时就出现症状，以消化道症状为主，比如恶心、呕吐、腹痛、腹胀、腹泻等，在急剧呕吐及腹泻之后可能会导致脱水，感到浑身无力。食物中毒导致的急性胃肠炎还会引起发热、头晕、嗜睡等不适。

出现症状后，一定不要用强制手段止吐或止泄，因为呕吐及腹泻能够帮助我们排出部分有毒物质，可减轻对身体的损伤。但如果出现头晕、乏力等症状，须及时前往医院就医。

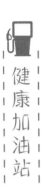

健康加油站

如何判断是不是食物中毒

食物中毒一般在用餐后几分钟到几小时发病。

（1）突然出现的腹痛和腹泻：如果在食用某种食物后突然出现腹痛、腹泻、恶心或呕吐等消化系统症状，且持续时间较长，可能是食物中毒引起的。

（2）发热和全身不适：食物中毒引起的发热、头痛、肌肉疼痛等全身症状也是辨别的重要依据。

（3）食欲下降和体虚乏力：食物中毒后感到食欲下降、体虚乏力、疲劳等不适也是常见症状。

（4）异味或变质食物摄入史：如果自己在食用食物时发现异味、变质或其他异常情况，而后出现上述症状，可能是食物中毒。

（5）就餐环境和其他人员是否有类似症状：如果就餐环境卫生条件较差或其他同餐人员出现相似症状，也应考虑是否为食物中毒。

（练　睿）

26. 为什么**蘑菇中毒**死亡率这么高

野生菌味道鲜美，逐渐走上人们的餐桌。然而野生蘑菇与食用蘑菇之间可能存在外观相似性，容易被误食。野生蘑菇种类繁多，所含毒素复杂。一种毒蘑菇可同时含有多种毒素，同一种毒素也可出现在不同种毒蘑菇中。这些毒素可能导致严重的中毒症状，其致死致残率极高。我们称这类野生蘑菇为有毒野生蘑菇。

专家说

蘑菇中毒的类型及表现有哪些

根据2019年《中国蘑菇中毒诊治临床专家共识》，蘑菇中毒分为以下几种类型。

（1）肝脏损害型：毒蘑菇中毒死亡的主要类型。毒素直接作用于肝细胞核，还可以对其他内脏组织造成损害，中毒者最终因体内多个脏器功能衰竭死亡。

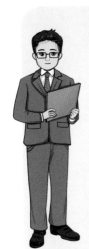

（2）急性肾衰竭型：主要表现为少尿，血肌酐、尿素氮升高，急性肾功能衰竭。

（3）溶血型：主要是由鹿花菌等引起，误食后红细胞被破坏产生溶血，可于短时间内出现黄疸、血红蛋白尿，严重者可继发尿毒症。

（4）横纹肌溶解型：表现为乏力，四肢酸痛，恶心呕吐，色深尿，胸闷等，后期可致急性肾功能衰竭，因呼吸循环衰竭而死亡。

（5）胃肠类型：主要表现为恶心、呕吐、腹痛、腹泻等急性胃肠炎症状。这是最为常见的蘑菇中毒类型。治愈率较高。

（6）神经精神型：此类中毒除肠道病变外，主要表现为神经兴奋、神经抑制和神经错乱或幻觉。

（7）光过敏性皮炎型：这种类型毒蘑菇的毒素经消化系统吸收后，使机体细胞对日光敏感性增高，特别是太阳照射到的部位出现皮炎。如面部和手臂红肿，同时出现针刺样疼痛。

毒蘑菇中毒该怎么现场急救

毒蘑菇中毒目前还没有特效解毒剂，阻止毒物吸收是关键。一旦怀疑蘑菇中毒，马上停止食用可疑蘑菇并立即呼叫救护车。及时对中毒者进行催吐：可饮用大量的盐水或用手催吐。如果可能的话，取一些中毒的蘑菇或残留物品以供医护人员分析，有助于确认中毒原因。

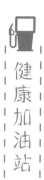

蘑菇中毒该怎么预防

蘑菇种类繁多，日常生活中鉴别困难，我们要不随意买卖和食用野生蘑菇；在采摘野生蘑菇时，最好备份一些蘑菇的标本以供鉴定，以防出现误食有毒蘑菇的情况。珍爱生命，远离毒蘑菇！

（练 睿）

27. **食物中毒**该怎么急救

"饮食健康千万条，食品安全第一条"。随着气温升高，各种病原微生物生长繁殖加快，食物中毒进入高发期和易感期，如果处理不当，轻者会出现腹泻、浑身无力，重者会由于呕吐造成休克，甚至死亡。

食物中毒现场如何急救

（1）注意安全：确保自己和其他人的安全，尽量避免接触有毒食物或可能导致食物中毒的环境。

（2）保持呼吸道通畅：如果患者出现呕吐，应确保呼吸道通畅，从而帮助患者维持正常呼吸。

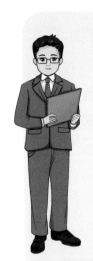

（3）催吐：如果进食时间在 1~2 个小时，可以采用催吐的方式。用干净的手指刺激咽喉的最深处，也可以用筷子、勺子等伸入咽部刺激呕吐。还可以饮用大量温盐水，以刺激胃黏膜引起迷走神经兴奋，达到催吐的目的。若发现呕吐物有血性液体，应当警惕消化道出血或咽部出血，要立即停止呕吐并及时就医检查。要注意的是，不主张对婴儿、昏迷者进行催吐，催吐时应保持前倾位，防止误吸，造成窒息。

（4）就医：如果上述方法无效，则应及时就医。

（5）保存食物：如果可能，保留相关食物样本以便医生分析。

食物中毒什么时候需要就医

当出现频繁呕吐或者腹泻，以至于不能进食流质食物时；如果出现高烧（体温超过 38.5 摄氏度）且持续时间较长，应该及时就医检查是否有感染等并发症；出现呕血或者便血，胃部剧痛或者腹部绞痛；腹泻超过 3 天，出现脱水征兆（如严重口渴、口唇干燥、少尿或者无尿、乏力及头晕）；出现昏迷或意识丧失等危急症状时；特殊人群（婴幼儿、老年人、孕妇等）容易受到食物中毒的影响，后果比较严重，一旦怀疑食物中毒，应尽快就医。

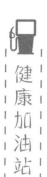

怎样预防食物中毒

大家在日常生活中，应尽可能选择新鲜安全的食品；食品在食用前要彻底清洁，不吃剩菜剩饭，不吃霉变食物，不饮用过期食品饮料；养成良好的卫生习惯，认真学习食品安全卫生知识，提高自我卫生意识，从而预防食物中毒，保证我们的身体健康。

（练　睿）

28. 为什么**治病的药物**
也会引发中毒

关键词

药物　中毒　过敏

随着科技水平日益进步，许多新研发的药物进入临床，医生和患者都期待能有越来越多疗效显著、没有不良反应的药物来为人们的健康服务。但是俗话说"是药三分毒"，如果运用方法不得当，都可能出现药物中毒现象，对患者的生命健康不仅没有帮助，反而会给患者及家人带来痛苦。

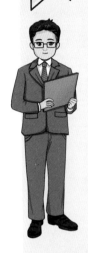

专家说

药物中毒的常见原因有哪些

（1）药物用法不当：最常见的就是用药剂量超过治疗剂量，此时药物不仅没有治疗效果，还会对患者的肝、肾，甚至是心脏、大脑带来损伤。另外，中药的煎药方法不适当，导致其中一部分有毒成分未能得到有效的中和或者解毒，也是常见的引起药物中毒的原因。其他还有服用了错误的药物、食用偏方、过多地应用精神类药物等都可能会导致药物中毒。

（2）药物过敏：有些患者对某些药物存在过敏反应，误服会导致严重的过敏反应，主要表现为药物性皮疹、水肿，甚至过敏性休克，危及生命。

（3）药物的相互作用：某些药物同时使用时，可能会发生化学反应，产生新的有毒物质或者影响药物从体内排泄的速度，从而引起药物中毒。

（4）其他：科学研究证明，不同人种、年龄、性别等差异也会对药的反应有所不同，同样会引起药物中毒。

如何有效地预防药物中毒

严格按照医生指示使用药物，不要随意超量或长期使用。注意药物相互作用，如不清楚药物使用方法，请询问医生。仔细阅读药品说明书，注意药物过敏反应，如出现过敏反应，及时停药并就医。注意药物的储存方式，防止误服。

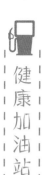

健康加油站

如果出现药物性皮疹该怎么办

首先要停用一切可疑致敏药物，多饮水促进体内药物的排泄，症状轻者可予以抗过敏药物，如盐酸苯海拉明片、盐酸异丙嗪片等，对缓解皮肤瘙痒有较大帮助。此外，也可以在医生指导下外用抗过敏软膏，以改善症状。如患者过敏症状较重，则尽早就医寻求专业帮助。

（练　睿）

关键词

儿童　老年人　药物中毒

29. 为什么**儿童、老年人**更易发生药物中毒

根据临床统计，儿童与老年人发生药物中毒的比例要显著高于青中年。其实，这与人在不同年龄段的生理机能、认知水平不同有关。

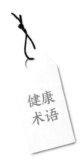

健康术语

药物代谢动力学

药物代谢动力学简称"药动学"，主要研究机体对药物处置的动态变化。包括药物在机体内的吸收、分布、生化转换及排泄的过程，特别是血药浓度随时间变化的规律。药物的代谢与人的年龄、性别、个体差异和遗传因素等有关。

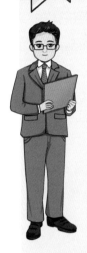

专家说 为什么儿童更容易发生药物中毒

（1）药物相关毒性：很多患儿父母缺乏对医药相关的了解，药物储存不当或过期，可能会导致药物相关毒性增加，儿童在服用药物后可能会出现药物中毒情况。

（2）过敏反应：患儿可能对药物存在过敏反应，药物中毒早期儿童可能会出现过敏症状，如发热、皮疹、面色潮红、寒战等表现。

（3）药物误服或药物过量：由于年龄较小、好奇心强等原因导致非故意地摄入了成人使用的药品或过量服用药品，可能会引起胃肠道不适甚至肝肾功能损害、嗜睡、意识障碍等表现。

为什么老年人更容易发生药物中毒

（1）老年人具有药物不良反应的危险因素：多重用药是老年人药物不良反应最重要的危险因素，随着用药数目增加，药物不良反应呈指数上升；老年人激素的保护作用减退、低体重、肝肾功能减退。此外，老年人有多病共存、依从性降低等情况。

（2）老年药物代谢动力学改变：老年人肝肾功能减退，药物代谢减慢、排泄减少，半衰期延长，药物不良反应增加。老年人白蛋白降低，结合型药物减少，游离型药物增加，故药物不良反应发生率升高。

（3）药物与疾病相互作用：老年人基础疾病较多，且用药种类较多，药物可以导致疾病恶化或功能异常，如应用抗胆碱能药物，可出现意识模糊和谵妄。

（4）错误配药或过量服药：老年人因视力减弱、记忆力减退，可能出现将两种或多种具有相似名称或包装相似的药物混淆在一起，导致患者意外摄入了错误的药物、或因忘记是否服药而过量使用。

（练　睿）

30. **药物中毒**后 该怎么**现场急救**

想知道药物中毒的急救方式，肯定要先了解哪些症状可以作为判断患者中毒的依据，以及药物中毒的特异性症状。在有人发生药物中毒时不要惊慌失措，一方面，联系医生及救护人员寻求相关医疗帮助，利用手边材料尽量救治患者；另一方面，可以搜集导致患者中毒药物的名称、剂量，以及中毒症状、生命体征信息等，以便协助治疗。

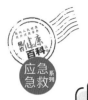

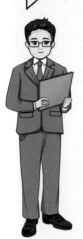

哪些生命体征或症状可以成为判断患者中毒的依据

旁观者提供的信息以及中毒现场的状况，对是否中毒作出迅速判断是非常重要的。在现场的人员，首先需依据患者的症状判断是否中毒，如出现昏迷、呼吸困难、脉搏微弱、瞳孔缩小或扩大等中毒症状，应立即采取急救措施。

如果发生药物中毒可采取哪些急救措施

（1）停止与引起中毒药物的接触：如中毒药物是通过口服摄入的，应立即阻止患者继续服用该类药物，避免进一步中毒。

（2）排出部分吸收的中毒药物：如患者服用药物已经过去一段时间，部分药物已被身体吸收，可以通过利尿、导泻等方法促进药物排出。现场可通过用利尿药物及大量饮水增加患者尿量，或口服泻药促进肠道蠕动，将药物排出体外。

（3）其他：应持续观察患者的症状和体征，特别是意识状态、呼吸、脉搏等指标，如果病情恶化或出现其他异常情况，应及时采取进一步治疗措施。经过必要的现场处理后，迅速将患者转运至相应医院。转入医院后，应与医护人员做好患者的交接。

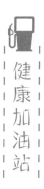

常见的药物中毒会有怎样的表现

（1）对乙酰氨基酚中毒：恶心、呕吐、腹痛、腹泻、厌食、多汗等症状，且可持续 24 小时。2~4 天内可出现肝功能损害，表现为肝区疼痛、肝肿大或黄疸。第 4~6 天可出现明显的肝功能衰竭及凝血障碍、消化道出血、低血糖、酸中毒、心律失常、心衰或肾小管坏死等。

（2）镇静催眠药物中毒：多表现为中枢神经抑制症状，轻度中毒主要表现为嗜睡、注意力不集中、情绪不稳定等，重度中毒则表现为深度昏迷、呼吸减弱等。

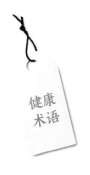

对乙酰氨基酚

对乙酰氨基酚，是目前解热镇痛的常用药物。对乙酰氨基酚能抑制前列腺素的合成，具有解热、镇痛作用。它常用于普通感冒或流行性感冒引起的发热，也可以用于缓解轻、中度的疼痛症状，如头痛、关节痛等。适用于 3 个月以上的儿童和成人。

（练　睿）

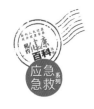

31. 为什么**没喝农药**
也会发生农药中毒

农药中毒，相信大家一定听说过，虽然随着社会的发展，人们的健康意识和生活水平提高，这类事件相对来说发生频率有所下降，可是仍然有一些"迷糊事件"发生，比如"误吸""误食"和"皮肤接触"导致的农药中毒，所以在日常生活中大家千万要提高警惕。

专家说

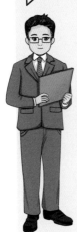

农药到底有多少种中毒途径

常见的农药中毒有通过皮肤、呼吸道和消化道三种途径。农药中毒常因生产、包装、保管、运输或使用过程中皮肤接触、吸入农药雾滴或生活中食用了被农药污染的食物等引起。

常见的农药类型有多少种

农药是指用来杀灭害虫、啮齿动物、真菌和莠草等防治农业病虫害的药品。农药种类繁多，大致可分为杀虫剂、灭鼠药和除草剂等。

接触农药后多长时间会发病

农药中毒的发病时间与农药种类、剂量、吸收途径以及个人健康状况有关。经皮肤和呼吸道吸收中毒者，较经消化道吸收中毒者的发病时间较晚，中毒症状较轻。中毒后发病时间可从 20 分钟到 24 小时不等。

什么环境下容易发生农药中毒

（1）在生产农药的工厂中，长时间无保护措施（不戴口罩、不穿隔离服等）接触农药，容易发生农药中毒。

（2）长时间逗留在刚刚喷洒完农药的农田或绿化带附近，容易发生农药中毒。

（3）幼儿在灭鼠药附近玩耍容易被颜色鲜艳的灭鼠药吸引，从而误食。

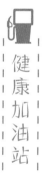

健康加油站

在生产和生活中，如何预防或有效减少农药中毒的发生

（1）配药或使用农药时，戴防护手套，检查手套是否破损，如沾染农药应立即用肥皂水清洗。

（2）喷洒农药前检查器械是否泄漏。

（3）若药液溅到衣服或皮肤，应立即更换衣物，用肥皂水清洗皮肤。

（4）夏季喷洒农药宜选择早晨或傍晚，穿长袖上衣、长裤、胶鞋、口罩，喷洒后立即更换衣物，用肥皂清洗，洗手、洗脸，最好洗澡。

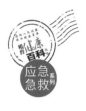

（5）喷洒时应避免逆风作业，不要朝人喷药，避免多人交叉站位、近距离喷药。

（6）施药时避免进食、饮水、吸烟。

（7）喷洒时不要连续工作过久，施药后避免立即进行田间劳动。

（徐　峰）

32. 农药中毒怎么**早期识别**

农药摄入途径不同，患者的症状和预后也大相径庭，早发现、早诊断、早治疗对于挽救农药中毒者生命至关重要。那么，如何早期识别农药中毒呢？

专家说

农药中毒的典型症状有哪些

根据前文所述，农药中毒常见于杀虫剂、灭鼠药和除草剂中毒。不同种类的农药，中毒后的典型症状也不同。

（1）**杀虫剂中毒**：最早出现的症状为多汗、腹痛腹泻、呼吸困难等。还可能有肌肉震颤、全身紧缩感和压迫感，甚至呼吸肌麻痹导致呼吸衰竭。神经系统

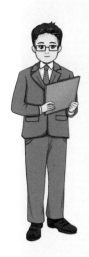

症状可能包括头晕、头痛、软弱无力，后可出现谵妄、抽搐、意识障碍、昏迷，呼出气体可能有大蒜味。

（2）灭鼠药中毒：常见的毒鼠药属抗凝血类，当服用达到一定剂量后，可出现恶心、呕吐、精神不振，继而出现腹痛、血尿、牙龈出血和全身皮肤黏膜紫癜等出血倾向。

（3）除草剂中毒：常见的是百草枯中毒，因其对消化道黏膜具有腐蚀性，口服者可见口及咽部烧灼感，口腔黏膜红肿疼痛甚至溃疡形成，出现恶心、腹痛等症状。最突出的症状是呼吸系统症状，1~3天出现呼吸窘迫综合征、肺水肿、肺出血、肺纤维化等，这是患者死亡的最主要原因。

农药中毒症状都会很严重吗

农药中毒严重程度、预后与农药类型、剂量、浓度、治疗时间密切相关，急性中毒分轻、中、重度。

（1）轻度中毒：出现头晕、无力、胸闷、呕吐、瞳孔缩小等症状。

（2）中度中毒：除上述症状外，还出现肌肉震颤、大汗淋漓、呼吸困难、腹痛腹泻、步态蹒跚、意识清晰或模糊等症状。

（3）重度中毒：除上述症状外，还出现昏迷、抽搐、呼吸肌麻痹、脑水肿等症状。

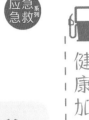
农药中毒后 自救 他救

出现哪些情况应该高度怀疑农药中毒

发现昏迷患者旁有开封的农药、呼出大蒜味气体、口腔皮肤水肿、灼热，可能发生农药中毒。轻中度中毒表现为恶心呕吐、腹痛腹泻，易误诊为胃肠炎，有农药接触史时应怀疑农药中毒。出现以上症状，立即就医是最明智选择，无须自行分辨中毒类型。

百草枯究竟有多恐怖

（徐　峰）

33. 农药中毒后该怎么自救和他救

当你发现有人昏迷，身边倒着一瓶开封了的农药后，你除第一时间拨打"120"呼叫救援外，还可以做些什么去帮助农药中毒患者？

当你误服一瓶不明液体，感觉口腔和食管有烧灼感，或经过喷洒农药的农田后，感觉恶心呕吐、腹痛腹泻，除立即赶往医院外，还可以做些什么来缓解自己的症状？

农药中毒有哪些救治原则

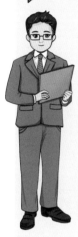

（1）清除毒物：立即让患者脱离中毒环境，脱去污染衣物。口服农药后 1 小时内应立即催吐，同时反复用清水洗胃，直至胃液清亮为止。皮肤接触农药后，立即用肥皂水清洗被污染的皮肤和头发，以阻止毒物吸收。

（2）呼叫紧急救援：第一时间拨打"120"，寻求医护人员的帮助，及时上报患者症状、农药接触史等信息，并尽早护送患者赶往医院。

（3）紧急复苏：重度中毒患者会出现昏迷、抽搐、呼吸困难等严重症状，应立即清除患者口中分泌的大量唾液，防止误吸，若中毒者意识不清，且呼吸、心跳停止，应立即对其行心肺复苏。

（4）解毒药的应用：早期、足量、联合和重复使用解毒药才能取得较好的疗效和减少并发症。解毒药应该在医院中，由医生评估完患者病情，根据中毒农药类型和程度使用。

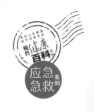

催吐前该做些什么

对于口服农药者，催吐是有效的急救措施。催吐前，应判断患者的意识。若患者意识清醒，可先灌入牛奶、鸡蛋清等中和农药腐蚀性物质，然后立即催吐；若患者意识不清，需调整体位，采取头部低垂、侧头位，清除口腔分泌物以防误吸。

如何快速催吐

用筷子或手指等反复按压患者舌根部，可进行催吐。注意催吐时放低患者头部，并尽可能偏向一侧，避免呕吐物被误吸入呼吸道。

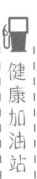

健康加油站

当发现有人农药中毒，最该做的是什么

立即拨打"120"请求医护人员指导，尽快护送患者前往医院。同时收集可能的农药中毒证据，如识别药瓶标识、了解喷洒的农药类型。在确保正在赶往医院的情况下，进行催吐、清洗残留毒物，清除口腔分泌物，必要时进行心肺复苏。

（徐　峰）

34. 为什么**没喝多少**
也会酒精中毒

关键词

酒作为一种饮料历史悠久，每个人的酒量是不一样的，有的人喝一杯啤酒就倒，有的人"千杯不醉"，这是什么原因呢？

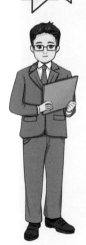

酒精中毒是什么

酒精在医学上指的是乙醇，酒精中毒即是乙醇中毒。酒精中毒一般是急性中毒，是指因饮酒过量引起的以神经精神症状为主的中毒性疾病，严重者可累及呼吸和循环系统，导致意识障碍、呼吸和循环衰竭，甚至危及生命。

酒精中毒的表现是什么

根据中毒程度不同，临床上分为三期。

（1）兴奋期（轻度中毒）：呼出气酒味较浓，头痛、有欣快感、健谈、情绪不稳定、易激怒，心率加快、收缩压升高和脉压加大。

（2）共济失调期（中度中毒）：言语不清、语无伦次，视物模糊、动作不协调、步态不稳和共济失调。

（3）昏迷期（重度中毒）：昏迷、瞳孔散大、体温降低，严重者可因呼吸和循环衰竭死亡。

酒精中毒 乙醇 乙醛

饮酒后酒精在人体内发生了什么

要想了解为什么会酒精中毒，需先了解酒精在人体内的吸收和代谢过程。

吸收过程：饮酒后 0.5~3 小时，酒精 25% 由胃、75% 由小肠吸收入血。酒精吸收速度受酒精类型、浓度、饮用速度和胃排空状态影响，进食可延缓吸收。20% 酒精含量的饮料吸收最快。空腹饮酒 5 分钟后，血液即有酒精，30~60 分钟达高峰。

代谢过程：摄入的酒精 90%~98% 经肝脏乙醇脱氢酶氧化为乙醛，再转化为乙酸，最终生成水和二氧化碳。个体酒精代谢受多种因素影响，如性别、年龄、体重、嗜酒程度、营养、饮食、胃肠和肝脏功能。非嗜酒者饮入 70~80g 酒精即可中毒，250~500g 可致死，嗜酒者情况不同。

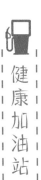

健康加油站

为什么没喝多少也会酒精中毒

非酒精嗜好者初次饮酒时，酒精代谢系统未适应高浓度酒精，导致乙醇、乙醛在血液中累积，影响神经系统。血液中乙醇浓度达 500 毫克 / 升即可出现中毒症状。30%~50% 的国人携带乙醛脱氢酶 2 变异基因，导致降解乙醛的能力降低，酒精及代谢产物在血液蓄积，易引起中毒。

（徐　峰）

35. 为什么酒精中毒会引起**心跳呼吸骤停**

在节假日、庆典等的聚会上，大家偶尔会见到酒桌之上，有的人喝着酒就醉倒了，这是饮酒过多导致的酒精中毒。可是大家知道吗，普通的酒精中毒也有可能导致极其严重的后果，那就是酒精中毒导致的心跳呼吸骤停。

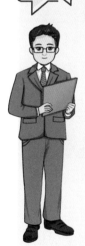

专家说

什么是心跳呼吸骤停

医学上一般称为心搏骤停，指心脏泵血功能的突然停止。一旦发生，将立即导致脑和其他器官的血流中断，并由其引发意识丧失、呼吸停止等严重后果，甚至死亡。但若能得到及时有效的心肺复苏，则可避免死亡。但是酒精中毒导致的心搏骤停主要是由于呼吸中枢受抑制引发的。

酒精中毒为什么会导致心搏骤停

酒精中毒后会影响中枢神经系统，导致中枢神经系统抑制。酒精，即乙醇，具有脂溶性，吸收入血后可迅速穿过血脑屏障，作用于神经细胞膜，通过影响细胞膜上的酶，进而影响大脑皮质功能。轻度酒精中毒导致的兴奋作用可能与酒精抑制 γ-氨

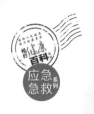

基丁酸（GABA，一种重要的中枢神经系统抑制性神经递质）有关。当中度或重度酒精中毒时，一方面，酒精代谢产物（乙醛）可升高中枢神经系统内腺苷水平，增强 GABA 的中枢神经抑制作用，产生镇静效果；另一方面，血液中酒精浓度过高可影响大脑脑干网状结构，阻止上行投射系统传入大脑的传入冲动，以及下行投射系统发出的运动指令，可出现昏睡或昏迷，当抑制延髓中枢的时候，可发生心搏骤停。

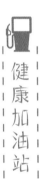

健康加油站

为什么有的人喝酒会脸红

　　饮酒后，酒精会在乙醇脱氢酶的作用下转化成乙醛，随后乙醛在乙醛脱氢酶作用下转化成乙酸。但是在饮酒面红的人群中，编码乙醛脱氢酶 2（将乙醛代谢成乙酸的关键酶之一）的基因发生了变异，变异基因表达的蛋白催化功能在正常蛋白的 10% 以下，导致乙醛代谢受阻，血液中乙醛浓度进而升高，刺激面部毛细血管导致其扩张，最后看起来饮酒后很快就面色潮红，俗称"喝酒上脸"，常见于亚洲人。

（徐　峰）

36. 酒精中毒后该怎么急救

大家平日里聚餐可能会有"喝多了"的情况，酒量不好的人会精神亢奋、步态不稳，更严重者可能会直接"醉倒"。这种情况下，醉酒的人很容易发生意外，无论是精神亢奋出现跌倒等创伤，还是昏迷后误吸发生呛咳，都是我们不想看到的事情。当有人出现酒精中毒症状时，同酒桌上的人有责任和义务确保醉酒人的人身安全，所以大家要掌握一些酒精中毒的急救常识。

专家说 酒精中毒后易发生哪些意外事件

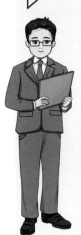

对于兴奋期和共济失调期的患者，主要表现为欣快感、情绪不稳定、易激怒、步态不稳等症状，容易引发车祸和创伤。因此，饮酒后不得驾驶任何车辆，包括机动车和电动车，避免可能发生的事故和伤害。对于昏迷期的患者，由于处于昏迷状态且常伴有呕吐，易导致呕吐物误吸入食管，引发呛咳、吸入性肺炎等并发症。此外，部分患者可能出现应激性溃疡，导致上消化道出血，严重者可能因延髓中枢抑制而发生呼吸骤停。

发生酒精中毒后该怎么急救和处理

一般处理：轻度中毒者可自行缓解，酒后可立即催吐以排除胃中残留酒精，避免加重中毒症状；共济失调者应限制活动，要有人陪护，避免外伤，可安排

专人护送回家；昏迷者需保持气道通畅，如出现呕吐应协助排出呕吐物，侧卧休息以防误吸，注意保暖以避免受凉。

特殊处理：如果患者发生误吸、消化道出血、呼吸衰竭等症状，应该立即将其送往医院，给予对应治疗。

酒精中毒患者预后如何

急性中毒患者经治疗后，生存超过 24 小时，多能恢复且无后遗症。若昏迷长达 10 小时以上，且伴有心肺肝肾功能下降者，或血液中乙醇浓度大于 4 000 毫克 / 升，则患者预后较差。

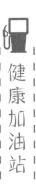

健康加油站

如何避免酒精中毒

避免酒精中毒的最佳方法是不饮酒。若不可避免需要饮酒，务必量力而行。当出现欣快感、情绪不稳定时，表示已中毒且处于兴奋期，应控制饮酒量；若出现言语不清、语无伦次、视物模糊或动作不协调，表示中度酒精中毒，应立即停酒，否则可能陷入昏迷，严重情况可能导致心跳呼吸骤停。

（徐　峰）

五

烧烫伤与
冻伤

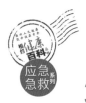

37. 为什么烧烫伤后会**起水疱**

烧烫伤是生活中常见的意外伤害之一，由火焰、沸水、热油、电流、热蒸气、辐射、化学物质（强酸强碱）等引起。在日常生活中，最常见的烧烫伤原因是热液（开水、热油、热粥等），水疱是烧烫伤后常见的临床表现，你知道烧烫伤后为什么会起水疱吗？

 专家说

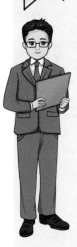

烧烫伤分级

烧烫伤依据皮肤受损的深浅可以分为三级。Ⅰ度烧烫伤，只伤及皮肤表面，出现红、肿及触痛。Ⅱ度烧烫伤，损伤已深入真皮引起红肿疼痛及起水疱，由于伤处的神经末梢未全部损害，因此伤处常感到特别疼痛。Ⅲ度烧烫伤，皮肤全层甚至皮下组织等完全被破坏，伤处苍白、干燥甚至焦黑，由于伤处的神经末梢被全部损害，因此可以没有疼痛感觉。

烧烫伤后的水疱是什么

烧烫伤时，高热使皮肤和细胞呈现发炎状态，细胞被破坏，体液渗透进皮肤。当体液停留在表皮和真皮中间时，便会起水疱。水疱里的"水"，即细胞被破坏之后所流出的体液，包括血浆、淋巴液、组织液，加上蛋白质、脂肪、无机盐、氨基酸等等合成的液体。

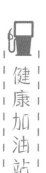

烧烫伤后的水疱该怎么处理

烧烫伤后的水疱能不能挑破，是一个备受关注的问题。水疱是否能挑破需要看具体的情况。若是开水造成的烫伤，水疱皮一般很干净，如果水泡比较小的话，可以不用挑破，局部消毒或涂抹烫伤膏即可，一段时间后人体可以自行吸收，如果强行挑破，不仅会影响愈合，还会增加感染的可能性。如果患者局部的水疱比较大，应尽早去医院进行处理，使用无菌针头将水疱内的液体抽吸出来，再进行局部消毒，无菌纱布进行包扎，避免感染；如果是化学物质、电流等引起的烧烫伤水疱，应尽快去医院就诊，接受专业的处理。

（徐　峰）

38. 为什么烧烫伤后
不要涂抹酱油、牙膏

引起烧烫伤最常见的原因是热液烫伤，一般是被开水烫伤或者是被油烫伤。烧烫伤发生后涂抹酱油、牙膏是大多数人都曾听说过的"土办法"，那么烧烫伤后涂抹酱油、牙膏到底对不对呢？答案是不对的。

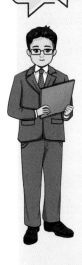

酱油、牙膏为什么不能用于烧烫伤

烧烫伤发生后，医生首先需要根据皮肤的颜色和质地，来判断烧烫伤的程度和面积，以制订下一步的治疗方案。涂抹酱油等带颜色的液体会影响皮肤的颜色，影响医生的判断。而将牙膏涂抹在烫伤皮肤上，会在皮肤表面形成一层膜，阻止热量向外散发，热量只能继续往皮肤深处扩散，可加重烧烫伤程度。同时，牙膏、酱油等本身可能含有一定量的细菌，容易引起创面感染。

烫伤膏的正确使用

烧烫伤后，虽然不能涂抹酱油、牙膏等，但可以酌情使用烫伤膏。烫伤膏是个含糊的称呼，不存在针对烫伤有特效的药膏。烫伤的根源在于皮肤或黏膜的损害，所以加速皮肤表层创面的修复是治疗的根本。目前最常使用的烫伤膏多发挥保护创面或者抗感染作用，创造一个更利于皮肤恢复的条件。

烫伤膏一般用于Ⅰ度（仅有皮肤红）及小面积浅Ⅱ度（发红和较小的水疱）烧烫伤后创面的保湿和止痛。如烫伤程度较重，水疱达到蚕豆或硬币的大小，甚至有皮肤烫坏脱落，就要及时去医院就诊，听取医生的专业建议。

烫伤膏应在皮肤充分降温之后（20~30分钟）使用，若皮肤在刚刚被烫伤之后，立即使用烫伤膏，相当于在散热的皮肤上放置了一个隔热层，使热量只能往皮肤深处扩散，可能会加重烫伤的程度。

烧烫伤后应该注意什么

如果不小心发生烧伤或烫伤的意外，切勿轻信民间的土方、偏方，乱涂中草药或者抹酱油、盐、牙膏、白酒、青草膏等物。这些错误的方法容易导致伤口变色，增加后续就医时医生判断创面深度和清创的困难程度。此外，贸然涂抹药膏，还可能导致感染、留瘢痕，甚至病情加重。一旦发生烧烫伤，请牢记"冲、脱、泡、盖、送"五字诀，必要时可以拨打"120"进行求救。

（徐　峰）

关键词

烧烫伤现场　急救

39. 烧烫伤后现场该怎么急救

烧烫伤在我们日常生活中是很常见的一种意外伤，而大多数情况下，人们因为缺乏相关知识，没有及时正确处理烧烫伤而导致更加严重的伤害。因此掌握烧烫伤后的现场急救方法，是烧烫伤处理的关键。

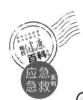

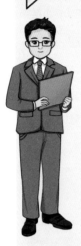

烧烫伤后如何现场急救

发生烧烫伤后，首先要脱离烧烫伤环境，避免伤害的持续发展，立即按照"冲、脱、泡、盖、送"五字口诀进行处理。

（1）冲：用流动的清水冲洗创面 20 分钟以上，快速降低皮肤表面温度，以降低对深部组织的伤害。

（2）脱：烫伤时若有衣服覆盖，应及时脱去或用剪刀剪开；如果衣服和皮肤粘在一起，应先剪去未粘在一起的衣物。注意黏着的部位不要用力拉扯，以免撕破烫伤后形成的水疱，使情况加重。手臂烫伤患者，应立即去除手表、手镯等饰品，防止发生肿胀后，影响血液循环，从而引起严重的不良后果。

（3）泡：对于疼痛明显者可再持续浸泡在冷水中，直至创面疼痛充分缓解，进一步散发热量。冷水浸泡一般适用于中小面积烧伤，特别是四肢的烧伤。切忌用冰水，以免冻伤。

（4）盖：烫伤部位经冲泡处理后，可用无菌纱布、毛巾或干净的衣服把烫伤处盖住，减少外界污染。

（5）送：经上述紧急处理后，一定要及时前往医院寻求专业治疗，不要耽误治疗时机。

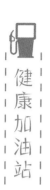

如何预防烧烫伤

烧烫伤是常见的意外伤害，常由沸水、热粥、热油、热蒸气等引起。增强安全意识、预防烧烫伤至关重要。

日常生活预防烧烫伤：定期家庭检查，消除潜在危险；正确使用电器，远离可燃物；避免高温物品放置在易触及处。

儿童预防烧烫伤：让儿童远离热源，高温物品放置在不易触及处；加强儿童安全教育，提高认知危险的能力。儿童皮肤娇嫩，易受伤，预防尤为重要。

老人预防烧烫伤：正确使用保暖产品，防止烫伤。老年人皮肤脆弱，对温度敏感，易受伤。加强防范措施，降低风险。

（徐　峰）

关键词

冻伤　水疱　治疗

40. 为什么冻伤也会**起水疱**

冻伤是低温寒冷侵袭所导致的损伤，损伤程度与寒冷程度、风速、湿度，以及受冻时间、人体局部和全身状态等有直接关系，属于寒冷季节的常见急症。前文所述，烧烫伤细胞被破坏之后所流出的体液会形成水疱，那么冻伤后为什么也会形成水疱，处理方法有什么区别吗？

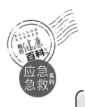

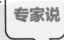

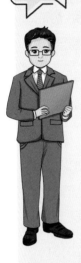

冻伤的主要症状

根据冻伤的严重程度不同，冻伤的表现也不尽相同。主要表现有受冻部位皮肤出现损伤，皮肤苍白或青紫、冰凉、发硬，丧失知觉，严重者可能昏迷甚至心搏骤停。

冻伤的分度

根据局部冻结性冻伤的严重程度分为四度。

（1）一度冻伤：损伤在表皮层。受冻皮肤红肿、充血，自觉热、痒或灼痛。症状多在数日后消失，愈合后除表皮脱落外，一般不留瘢痕。

（2）二度冻伤：累及皮肤的浅层和真皮层。除上述一度冻伤症状外，红肿更显著，表面形成透明水疱，并伴有红斑、水肿、瘙痒、疼痛等。

（3）三度冻伤：累及皮肤的浅层、真皮层和皮下组织。红肿、疼痛明显，可出现血性水疱，感觉迟钝或消失。

（4）四度冻伤：累及全层皮肤、皮下组织，严重者可深至肌肉、骨骼，甚至使整个肢体坏死。冻结区域水分蒸发后可发生干性坏死，即木乃伊化。肢体疼痛是四度冻伤的主要症状，可持续 15~30 天。

冻伤性水疱的产生

冻伤起水疱可判定为二度冻伤，主要是由于低温所引起的皮肤损伤。当人体长期处于寒冷潮湿的环境中，导致局部皮肤血管收缩功能异常，血液循环发生障碍，局部缺血、缺氧，损伤至皮肤真皮层，甚至全皮层发生渗出水肿，进而引起水疱。

健
康
加
油
站

冻伤后的水疱该怎么处理

　　冻伤部位水疱处理不当容易继发感染，一般现场环境和条件有限不利于水疱清除。在现场救治中，宜对创面进行简单的保护处理，以避免二次污染为主要目的。对于小的水疱可予以保留，对大水疱仅做低位破口引流，尽量保留疱皮的完整性，能对创面起到一定的保护作用。如果水疱透明、充满液体，在活动时容易破裂，则应在现场进行水疱液抽吸、使用干纱布敷料覆盖创面，以将感染风险降至最低。

（徐　峰）

关键词

冻伤　搓手　泡热水　治疗误区

41. 为什么冻伤后**不能**
搓手和**泡热水**

　　每年进入寒潮天气，各地都是"一夜入冬"，人体如果短时间内暴露于极低温的环境，或长时间暴露于冰点以下的低温环境，就会出

现冻伤，冻伤后部分人相信土方法，如搓手、泡热水等，殊不知只会越用越糟。那么，为什么冻伤后不能搓手和泡热水呢？

为什么冻伤后不能搓手和泡热水

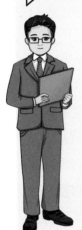

发生冻伤，使用搓手或泡热水等土方法治疗，会增加组织肿胀、感染风险、疼痛感，造成病情反复发作。

搓手：冻伤处的毛细血管处于收缩状态，细胞处于失水状态，此时施加外力极易导致血管和细胞破损，进一步加重冻伤处的受损程度。

热水冲泡：当身体长时间处于寒冷环境中时，末梢血管都在收缩，突然接触过热的水会使毛细血管突然放松扩张，局部血液循环瘀滞，很快就会形成冻疮。此外，热水冲泡可使皮下毛细血管迅速扩张，大量的血液会带着局部的炎症介质接触到更大范围的皮肤组织，从而使冻疮加重。

冻伤后的其他错误土方法

（1）用冰雪搓擦救治冻伤：发生冻伤时，皮肤的表层组织也发生了损伤，出现红肿、充血、发硬，轻微的摩擦也会造成严重的机械损伤。此外，冰雪的温度在 0 摄氏度以下，进一步低温刺激会使血液黏稠，血流变慢，易形成血栓，造成皮下组织坏死。

（2）饮酒防寒：饮酒不能起到御寒作用，反而易使人发生感冒、冻伤等。乙醇引起血管扩张，血液循环加快，热量加快散发到体表，因而人感到暖意，但这时大量热量会通过皮肤散失，进而会使体温下降。

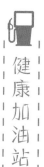

健康加油站

冻伤后正确的复温方法

冻伤后的 2 小时内，在现场条件允许的情况下尽快温水复温。温水快速复温比自然缓慢复温效果更好，将冻伤的部位浸泡在 37~42 摄氏度的温水中复温，耳朵、鼻子和嘴唇可以用温暖的毛巾复温，使皮肤的温度缓慢回升。

（徐　峰）

42. 冻伤后现场该怎么处置

冻伤发生以后如何早期识别？如何早期紧急处置？是备受大家关注的问题。早期识别冻伤，应及时进行适宜干预，有助于缓解冻伤对人体的损害，避免发展到心跳呼吸骤停等危重情况，可降低致死致残率。

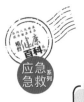

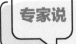

冻伤的现场处置

（1）尽快脱离寒冷环境，保持体表干燥。

（2）快速复温，注意保暖，条件允许的话可以温水快速复温，可以用 37~42 摄氏度的温水浸泡，有助于改善微循环，降低冻伤性休克的发生率，降低致死率和致残率。

（3）应避免患肢受压，适当抬高患肢以减轻水肿。

（4）现场救治中，创面仅宜进行简单的保护处理，以避免二次污染为主要目的，避免使用有颜色的药物，以免影响后续对创面深度的判断和清创。

（5）如出现红肿疼痛加重，或出现水疱、血疱、肤色青紫等症状，需及时就医治疗。

（6）如出现呼吸、心跳停止，应尽早开始心肺复苏并送医院救治。

冻伤后的其他注意事项

（1）保持温暖：立即转移到温暖的地方，避免患者再次受冻。可以用温水浸泡受伤部位，但不要用热水或热水袋直接接触受伤皮肤，以免造成烫伤。

（2）逐渐恢复血液循环：轻轻按摩受伤部位，促进血液循环恢复，但不要用力过度，以免加重损伤。

（3）不要自行处理严重冻伤：如果受伤部位出现严重疼痛、麻木、发紫等症状，应尽快就医，不要自行处理，以免延误治疗。

（4）饮食调理：冻伤后应多喝温水、热汤等保持身体温暖，避免进食刺激性食物，如辛辣食物、酒精等，以免加重损伤。同时，补充富含维生素 C、维生素 E 的食物，促进伤口愈合和恢复。

如何预防冻伤

（1）加强体育锻炼：建议大家根据自己身体情况适当参加体育锻炼，特别是冬季户外锻炼，有助于提高机体的抗寒能力。

（2）做好保暖措施：户外运动前，注意做好保暖措施，保护好易受冻的部位，如手、脚、鼻子、耳朵、脸颊等，可以通过戴手套、口罩、耳罩、帽子等方式，避免冻伤的发生。

（3）保持衣物干燥：要预防潮湿，时刻保持衣服、鞋袜干燥，潮湿时要及时更换。

（徐　峰）

六

猫狗咬伤、
蛇咬伤与
蜂蜇伤

43. 为什么被猫狗咬伤后
要**立即冲洗伤口**

　　无论是城市还是农村，人们往往喜欢喂养猫狗等宠物，在和宠物玩耍的时候，容易被宠物咬伤。

　　猫和狗的唾液中可能带有狂犬病毒，当人被带有狂犬病毒的猫狗咬伤后，会患狂犬病。被病犬咬伤后未正确处理者的狂犬病发病率为 15%~20%，而经过及时正确的处理后，发病率可低至 0.016%~0.48%。因此，我们都应该掌握被猫狗咬伤后的正确处理措施。

为什么被猫狗咬伤后要立即清洗伤口

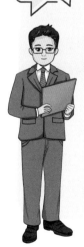

　　因为狂犬病毒大多数时候是随着猫狗的唾液进入人体感染骨骼肌和神经细胞的，在被猫狗咬伤后，应立即对伤口进行彻底冲洗、消毒，清除伤口处残留的狂犬病毒和其他病原体，降低狂犬病毒感染的风险。局部伤口处理越早越好，应用肥皂水或弱碱性清洁剂与流动的清水交替冲洗伤口约 15 分钟，然后尽快送至医院处理。

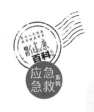

狂犬病的发病机制是什么

狂犬病是一种可致命的疾病，由狂犬病毒引起。这种病毒喜欢攻击人体的神经组织。当病毒进入人体后，它会先在肌肉中繁殖，然后通过神经传播到大脑和脊髓，损害神经细胞。这会导致大脑细胞受损，最终引起一系列症状，如恐水、呼吸困难和吞咽困难。

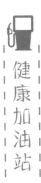

健康加油站

狂犬病的症状是什么

典型狂犬病的临床症状可分为三期。

（1）前驱期：已经愈合的伤口有痒、痛和麻木感，有头痛、烦躁、情绪激动、失眠、呕吐等症状。可有喉部紧缩感、恐惧感，对风、声、光的刺激异常敏感，本期可持续 1~3 天。

（2）兴奋期：上述症状逐渐加重，出现呼吸困难、易口渴但难以吞咽，反射性恐水，听到或看到水会引起喉部痉挛。因对风、声、光的过度敏感，患者常躲在被子里，一旦受到刺激会全身痉挛。

（3）麻痹期：患者由躁狂转为安静，对冷热和疼痛刺激的敏感性减退，肌肉停止痉挛，四肢肌力降低，出现弛缓性瘫痪。呼吸浅表且不规则，心脏功能下降，无法维持血压，最后因呼吸循环衰竭死亡。

（陈 良）

44. 为什么被猫狗咬伤后
禁止包扎伤口

在日常生活中，被家中的宠物猫、宠物狗咬伤可能是养宠家庭经常遇到的事情。可是大家知道被咬伤后该如何正确处理伤口，以及到底该不该包扎伤口吗？

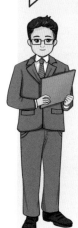

专家说

为什么被猫狗咬伤后禁止包扎伤口

因为被猫狗咬伤后，伤口处残留其唾液，而唾液中包含各种病毒和细菌，其中最致命的是狂犬病毒和破伤风梭菌，它们在厌氧环境下更容易生长，而暴露在空气中会很快死亡。因此，被猫狗咬伤后应该立即彻底清洗伤口，并暴露伤口，以免狂犬病毒、破伤风梭菌和其他各种厌氧菌在伤口处感染繁殖。

什么是破伤风

破伤风是破伤风梭菌进入人体后，分泌破伤风痉挛毒素，导致肌肉强直痉挛的一种疾病。破伤风梭菌生成的外毒素有痉挛毒素和溶血毒素两种。痉挛毒素对中枢神经系统有特殊的亲和力，可阻止抑制性突触末端释放抑制性神经递质，使肌肉活动的兴奋与抑制失调，导致伸肌和屈肌同时强烈收缩，造成肌肉强直

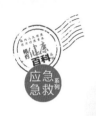

痉挛，形成破伤风特有的牙关紧闭、角弓反张等症状。溶血毒素可引起心肌损害和局部组织坏死。

什么是破伤风梭菌

破伤风梭菌是一种革兰氏阳性厌氧性梭状芽孢杆菌，菌体易灭杀，但是芽孢具有特殊的抵抗力。破伤风梭菌的滋生、繁殖均需要无氧环境，创伤组织坏死缺血、伤口深而窄、引流不畅等情况均可能造成破伤风梭菌感染。

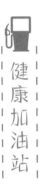

健康加油站

什么是厌氧菌

厌氧菌，指能在氧气缺乏或不存在的条件下生长和繁殖的一类细菌。在外科感染中厌氧菌的检出率在50%以上。厌氧菌可引起严重的感染和脓肿，很多严重的软组织坏死性感染与厌氧菌有关。因此伤口较深的情况下，不应该包扎，而应该把伤口暴露在空气中，以防止厌氧菌感染。

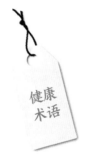

健康术语

角弓反张

角弓反张是一种强迫体位，表现为患者的颈及背部肌肉强直，头向后仰、胸腹前凸、背过伸，躯干呈弓状。

（陈 良）

45. **被猫狗咬伤**后
现场该怎么处置

猫和狗已经融入大家的日常生活中，人们在和宠物猫、宠物狗玩闹时被意外咬伤的情况，时有发生。那么，被猫狗咬伤后的现场该如何进行急救处置呢？

专家说　**被猫狗咬伤后处理不当会造成哪些后果**

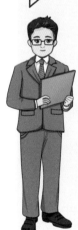

如果被病猫病狗咬伤，伤口清创不彻底，咬伤处被带入伤口的病菌会生长繁殖，造成伤口感染。如其唾液里面含有狂犬病毒则会侵入人体，在伤口处繁殖，并侵入神经系统，最后导致狂犬病发作。如果伤口很深，而被咬伤后未充分暴露伤口，则破伤风梭菌可能会在伤口深处繁殖，释放破伤风痉挛毒素，最后导致破伤风发作。

如身边的人被猫狗咬伤，应该如何进行现场处置

（1）如果被大型犬咬伤出现组织撕裂伤，出血量较大或有活动性出血，应该紧急压迫止血，避免将撕裂伤复合，同时尽快将患者送往医院；如果出血量较小，应该清洗伤口，清除异物，暴露伤口的同时尽快赶往医院。

（2）冲洗：如果受伤后出血不明显或短时间止血后，立即用肥皂水和流动清水交替清洗所有咬伤处约 15 分钟，深部伤口应采用大量生理盐水加压冲洗。再用无菌纱布或脱脂棉将伤口处残留液体吸尽。

（3）消毒：彻底冲洗后用稀释碘伏（可用纯净水稀释）涂擦或清洗伤口内部。

（4）就医：初步处理后尽早就医，由医生根据伤口情况决定是否需要清创、缝合、引流及使用抗感染药物，按照防疫要求注射相关疫苗。

（5）四禁止：禁止在伤口处涂抹软膏，禁止包扎伤口，禁止用嘴将伤口的污血吸出，禁止轻视不就医。

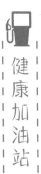
健康加油站

被猫狗抓伤需要注射狂犬病疫苗吗

被狂犬、疑似狂犬或者不能确定是否患有狂犬病的动物抓伤、咬伤、舔舐黏膜或者破损皮肤处，或者开放性伤口、黏膜直接接触可能含有狂犬病毒的唾液或者组织，都需要立即进行狂犬病疫苗的接种，必要时遵医嘱注射狂犬病被动免疫制剂。

（陈　良）

46. 为什么被蛇咬伤后
要立即拍照**记录蛇的特征**

关键词

大家都知道这样一句话，"一朝被蛇咬，十年怕井绳"，户外活动或野外露营时难免会遇到蛇出没，那么一旦被蛇咬伤如何快速分辨是否为毒蛇咬伤呢？不会分辨怎么办呢？

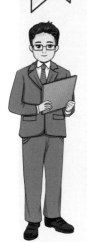

为什么被蛇咬伤后要立即拍照记录蛇的特征

世界上的蛇种类近 3 500 种，毒蛇不足 10%。我国有毒蛇近 50 种，主要隶属于蝰科、响尾蛇科、眼镜蛇科和海蛇科。蝰科分布在广东、广西、福建和台湾等地；响尾蛇科在长江流域和东南沿海地区，其中蝮蛇除青藏高原外遍布于全国各地；眼镜蛇科主要分布在长江以南地区；海蛇科分布在沿海地区。

毒蛇种类如此之多，普通人难以分辨，因此被咬伤后立即拍照可以记录蛇的特征，以便医护人员及专家分辨毒蛇种类、判断蛇毒大致成分，从而采取有针对性的治疗措施。

毒蛇咬伤有什么特征

蛇咬伤后确定是否为毒蛇咬伤，从而判断有无中毒发生至关重要。对于已捕获咬人蛇时不难鉴别，未

毒蛇 咬伤 拍照

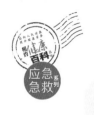

捕获时拍摄的照片以及患者描述的咬人蛇特征会对鉴别提供很大帮助。毒蛇咬伤处常有两个齿痕，伴有局部（肿胀、剧痛、麻木等）和全身表现（瘫痪、昏迷、广泛出血等）；无毒蛇咬伤处有多个小齿痕，局部伤口症状较轻，无全身中毒表现。

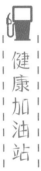

毒蛇和无毒蛇之间的区别有哪些

第一，毒蛇大多颜色鲜艳，身体常常自带斑纹；无毒蛇颜色和斑纹大多不明显。第二，毒蛇的头较大，多呈三角形，颈细吻尖；无毒蛇头较小，多呈椭圆形，颈较粗。第三，毒蛇的体长和体宽不大相称，有的细长，有的粗短，自肛门往后骤然变细，尾端多呈钝圆形；无毒蛇大多身体匀称，自肛门往后逐渐变细。第四，毒蛇栖息常常盘成团，爬行缓慢；无毒蛇爬行则较为迅速。第五，最重要的一点是，毒蛇的上颚有一对毒牙，咬伤部位常留下一对牙痕；无毒蛇没有毒牙和毒腺，咬伤处常留下 2 行或 4 行均匀细小的齿痕。

（陈　良）

47. 为什么被蛇咬伤后
尽量**不要走动**

户外活动时万一被蛇咬伤，我们要尽快平复情绪，保持冷静，尽量减少奔跑走动，避免血液循环加速，减少毒液快速向全身扩散。

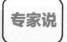

被蛇咬伤后人是如何中毒的

约 20% 的毒蛇咬伤为干咬，不排毒。约 80% 的毒蛇咬伤会注入毒液。蛇毒可分布至各组织，以肾组织为主，脑组织最少。受伤后活动会加快毒素吸收，症状出现得更快更重。蛇毒在体内作用数天，经肝分解、肾排泄，72 小时后体内毒素减少。

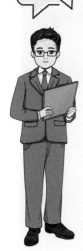

蛇毒会对人体产生哪些影响

（1）局部作用：被毒蛇咬伤后，局部可见牙痕和出血，并感剧痛、麻木、肿胀。

响尾蛇咬伤留两牙痕，症状数分钟至数小时出现，水肿加重，12 小时后皮肤明显肿胀、黑变和坏死。眼镜蛇咬伤反应轻，有麻木、疼痛和出血。珊瑚蛇咬伤呈抓痕，10~15 分钟后伤处麻木、水肿，无明显痛。海蛇咬伤初期无明显症状。

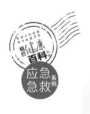

（2）全身作用：分以下五种情况。

1）神经毒素作用：眼镜蛇科和海蛇科蛇毒含神经毒素和酶，可引起肌肉弛缓性瘫痪和呼吸衰竭。被眼镜蛇咬伤 1~7 小时，可出现神经和肌肉毒症状，如无力、上眼睑下垂、瞳孔扩大、语言不清、昏迷、惊厥，最终可能因呼吸肌瘫痪而死。

2）血液毒作用：蛇毒含凝血毒素、出血毒素、抗凝血毒素和纤维蛋白溶解毒素，引起凝血功能障碍。被蝰蛇、五步蛇（尖吻蝮蛇）和竹叶青蛇咬伤 0.5~3 小时，可出现广泛出血和严重溶血，表现为皮肤黏膜黄疸、瘀斑、血尿和严重贫血。

3）心脏毒素作用：眼镜蛇心脏毒素能引起内源性组织胺及血清素释放，使毛细血管通透性增加，体液或血液丢失，发生低血容量性休克。此外，还能引起心肌变性、坏死，导致心律失常或心搏骤停。

4）肌肉毒作用：被海蛇咬伤 15 分钟 ~8 小时，可出现肌痛和肌坏死、进行性无力或瘫痪，并出现急性肾衰竭和高钾血症。

5）过敏反应：许多蛇毒的酶可刺激人体细胞释放缓激肽、组胺和 5- 羟色胺，引起致命性过敏反应。

毒蛇咬伤的危险性

一般毒蛇咬伤在 12 小时内致死率为 38%，在 48 小时内致死率为 90%。响尾蛇咬伤在 1 小时内致死率 4%、在 6 小时内致死率 17%、在 6~48 小时内死亡率 64%。抗蛇毒血清可降低致死率。

（陈　良）

48. 被蛇咬伤后现场该怎么急救

蛇咬伤后正确的急救措施可以减少毒蛇咬伤患者的中毒程度，降低死亡风险。生活中一旦遇到蛇咬伤，我们应如何进行现场自救或者施救呢？

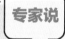

专家说

蛇咬伤后现场如何急救

（1）一般处理：分五点。

1）迅速移离现场，受伤激怒的毒蛇可反复咬人，尽量记住蛇的基本特征。

2）保持患者安静卧位，限制伤肢活动，伤口低于

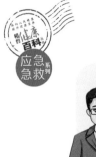

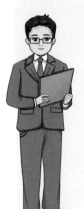

心脏平面，以延缓蛇毒的吸收。

3）去除受伤部位的各种受限物品。

4）禁止伤者饮水和饮酒，以防蛇毒扩散。

5）呼叫"120"，及时将患者转到有条件治疗的医院，转运途中严密监护，做好复苏准备。

（2）伤口处理：分两点。

1）排毒和清创：尽快清洁伤口，并使用拔罐等方法排出毒液，避免口吸。伤口不要切开，以免加重伤情。

2）绑带包扎：使用绷带压迫伤口，防止毒素吸收，但不要超过2小时。

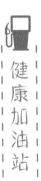
健康加油站

如何避免蛇咬伤

（1）蛇活动多在气温18摄氏度以上，尤其雨前、雨后和洪水后需防范。外出途径可能遇蛇的地方，需穿高筒靴、防护服，戴帽，避免皮肤裸露；过草丛携棍、手杖，做到"打草惊蛇"；夜间外出应带照明设备。

（2）不要把手伸进看不清的树洞或其他洞穴，特别呼吁家长朋友们，要告知小孩不要抓蛇玩耍，避免被蛇咬伤而导致不良后果。

（3）蛇一般不会主动攻击人（眼镜蛇除外），遇到蛇，如果没有主动攻击你，不要惊扰到它，蛇的耳朵已经退化，视觉也较差，但对震动的感觉极为敏感，最好的方式就是慢慢移动，退出它的领地范围。

（陈　良）

49. 为什么蜂蜇伤
也会**引起休克**

关键词

蜂蜇伤　休克

在大多数情况下，蜂蜇伤只会让人感到不适，在家治疗就足以减轻疼痛。但如果您对蜂毒过敏或被多次蜇伤，千万不能掉以轻心，您可能会出现更为严重的症状，甚至休克，所以一定要及时处理或就医。

蜂蜇伤的常见症状有哪些

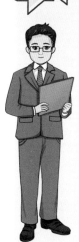

蜂蜇伤，是指蜂（如蜜蜂、马蜂等）尾部毒刺蜇入皮肤后，释放出毒液，而引起明显局部皮肤症状或全身反应。蜂的尾部有毒刺，毒刺直接连在蜂体内的酸性毒腺或碱性毒腺。蜂蜇人后，毒腺内的毒液即注入人的皮肤。因此，叮咬处会有烧灼感或显著的痛痒感，出现红、肿、热、痛，中心有瘀点，甚至有水疱形成。如眼部被蜇伤可使眼睑高度浮肿。口唇被蜇可使口腔水肿或伴发全身风团。全身反应一般少见，严重者可导致休克、昏迷，甚至死亡。

为什么蜂蜇伤会引起休克

蜂毒成分对人体具有强致敏作用，其中透明质酸酶和磷脂酶 A2 是大分子化合物，有较强的免疫应答能力，是导致人体发生超敏反应的主要原因。蜇伤致全身过敏反应发生率为 0.3%~3%，每年都有人因此失去生命。

全身过敏反应发生迅速，在被蜇伤 5 分钟内即可出现全身性荨麻疹、潮红、血管性水肿，甚至休克；会厌水肿会导致呼吸困难、胸闷、声音嘶哑、头晕、目眩、低血压等症状。所以有全身不适症状者应及时送医，通常需要紧急肌内注射肾上腺素治疗。

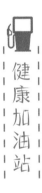
健康加油站

生活中如何避免蜂蜇伤

野外驻训或户外劳作、活动时要穿长袖衣裤，戴面罩及手套，以免遭蜂蜇伤；蜂在飞行时不要追捕，以防激怒蜂而被蜇。

（陈　良）

50. 为什么蜂蜇伤后
要**注射破伤风**疫苗

关键词

当秋天到来时，蜂类食物资源减少，它便扩大食物寻找范围，如果你身上有吸引蜂类的气味，马蜂就会飞到你的身上，如果下意识地将其拍开或者拍死，可能因这不起眼的一个动作"引火上身"。

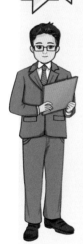

专家说

为什么蜂蜇伤后要注射破伤风疫苗

蜂蜇人时会将尾部毒刺刺进皮肤，在造成伤口的同时，可将毒刺中携带的破伤风梭菌带入人体，且因毒刺刺伤的伤口开口较细小，容易形成有利于破伤风梭菌生长繁殖的厌氧环境。当认为破伤风感染可能性较大而自身又无法短时间内产生保护性抗体时，需要注射破伤风抗毒素予以短时、快速保护，同时注射破伤风类毒素促使身体产生主动抗体，从而达到长效、持久保护。

蜂蜇伤后多长时间要打破伤风疫苗

破伤风的潜伏期是 7~14 天，因此注射破伤风抗毒素需及时，最好在蜂蜇伤后 24 小时内，最迟也应该在一周内注射。若蜂蜇伤后伤口很深，且未得到及时彻底的伤口清创，则有必要尽快注射破伤风抗毒素和类毒素，尽可能降低破伤风的发病风险。

蜂蜇伤　破伤风

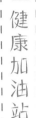
如何区别不同的蜂蜇伤

常见的蜂蜇伤主要来源两类蜂：蜜蜂和马蜂。首先，从体形上，蜜蜂的体形偏短和圆，全身有黄或黑褐色绒毛，腹部近椭圆形，有环状的色带；而马蜂体形细长，体色为黑黄棕相间或单色，腰部颜色明显，腹部光滑。其次，从蜇人后的表现上，蜜蜂在蜇人后会很快死去；而马蜂在蜇人后只是战斗力会减弱。最后，从伤口有无残留毒刺上，被蜜蜂蜇后一般伤口处会残留毒刺；而马蜂毒刺上常无毒腺盖，被马蜂蜇后伤口处一般无残留毒刺。

（陈　良）

51. 蜂蜇伤现场该怎么急救处理

蜂蜇伤不像蚊子之类的先给你"打麻药"再下口，一般的蜂蜇伤会出现红肿且疼痛难忍，严重时甚至能"疼死人"。若遇到了蜂蜇伤，掌握一点蜂蜇后的处理办法就不用手忙脚乱了！那么被蜂蜇以后应该怎么办呢？

蜂蜇伤后该如何紧急处理伤口

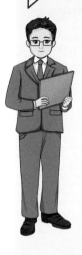

蜜蜂蜇人后，倒钩刺器官会留在皮肤内，后面还有一个毒液囊。如果被蜂蜇伤后毒刺还留在皮肤上，可尝试把伤口的刺拔除，注意取出毒刺时不要挤压毒液囊，以免将更多毒液注入皮肤。并且不要用力挤压局部，防止毒液扩散，毒液可用拔罐吸出。

如果确定没有毒刺残留，可判断蜂蜇伤的种类，以便更进一步治疗。如蜜蜂的毒液是酸性的，可以选用肥皂水等弱碱性液体冲洗伤口，达到中和毒素的作用。而马蜂的毒液是碱性的，可以选用食醋等弱酸性液体冲洗伤口。

若伤口出现红肿疼痛，可冰块冷敷，并涂上激素类药膏，同时口服抗过敏药。如果疼痛感明显，还可服用止痛药。若情况较重，应及时去医院，由医生来诊治。这类患者若不及时就医，可能会在伤口处留下难治的结节性痒疹、慢性皮炎、肉芽肿、荨麻疹等迟发型过敏性皮肤病。

如果被蜇的是腿、胳膊、手或者脚，应该立刻脱掉比较紧的衣服、鞋子以及首饰。因为被蜇的部位会肿胀，届时这些东西会很难脱下来。同时应该抬高被蜇的肢体，减少肿胀程度，不适感也会减少。

蜂蜇伤后出现哪些症状应该引起高度重视

蜂蜇伤后的过敏反应常常发生在蜇伤后的数分钟到数小时内，表现为全身皮肤反应，包括荨麻疹、瘙痒、皮肤潮红或苍白、呼吸困难、咽喉和舌头肿胀、脉搏过快且微弱、恶心、呕吐或腹泻等，如不及时救治会因过敏性休克、呼吸循环衰竭而死亡。还可能会出现多器官功能衰竭，表现为神志不清、烦躁不安、肌肉痉挛、抽搐、昏迷、休克、呼吸循环衰竭等，常于数小时或数日内死亡。因此，被蜇伤后出现以上状况要高度警惕，须就近前往医院或是呼叫 120 救护车。

（陈　良）

七

扭伤、
高处坠落伤与
交通伤

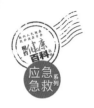

52. 为什么扭伤部位
容易**肿起来**

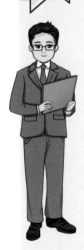

在篮球赛场上，有时会看到正在努力进攻或防守的球员，忽然摔倒在地、无法站起，这可能是队员扭伤了脚踝。大家在日常生活或运动中，可能都有扭伤的经历，那么为什么扭伤的部位会立马肿胀起来呢？

什么是扭伤

扭伤是指发生于关节处的累及周围韧带组织的急性损伤，最常见于踝关节、膝关节和腕关节，多由剧烈运动或负重持重时姿势不当，或不慎跌扑、牵拉和过度扭转等原因引起。关节部位受到过大的牵张力，周围韧带撕裂并有出血，局部肿胀、青紫和活动障碍。

发生扭伤会有哪些表现

扭伤后主要表现为关节疼痛、肿胀、皮下淤血、关节活动障碍等，局部有压痛，常不能负重行走。扭伤后大多数预后良好，症状约持续 1~2 周后可自愈。严重者症状持续不缓解，甚至加重，并可导致一定后遗症。

为什么扭伤部位容易肿起来

扭伤后，周围组织（包括韧带、肌肉和软组织）可能受损。肿胀通常是身体炎症反应引起的结果。扭伤时，受伤部位释放炎症介质如组织胺和前列腺素，导致血管扩张和渗透性增加，血浆和血细胞渗入组织间隙形成肿胀。血管破裂出血会加重肿胀。炎性介质刺激神经末梢引起疼痛。肿胀在一定程度上是身体保护反应，有助于限制进一步损伤，提供修复和康复环境。严重或持续肿胀应寻求医生评估和治疗。

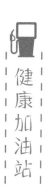

健康加油站

如何预防扭伤

在进行运动时，要先做热身运动，比如慢跑或者做一些简单的拉伸动作，可以让肌肉变得柔软，减少受伤可能性。选择合适的运动鞋，确保提供足够的支撑和稳定性，减少脚踝受伤风险。注意运动时的姿势和动作，避免突然转弯或扭曲关节，减少受伤。定期进行力量和平衡训练，提高身体稳定性，降低受伤的可能性。进行高风险运动时，如篮球或足球，考虑使用护具保护关节。给身体足够的休息时间，避免过度训练和疲劳状态下运动，减少受伤风险。户外运动时注意地面情况，避免在不平整或湿滑地面上运动，以免摔倒受伤。

（陈　良）

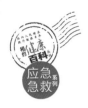

53. 为什么扭伤后
不能马上热敷

扭伤后 热敷 冰敷

大家日常生活和运动中，不可避免会发生意外扭伤，常见的是脚踝扭伤。扭伤部位迅速肿胀、疼痛，严重影响活动。受伤的人总是想早日消肿，那么大家知道什么时候该冷敷，什么时候该热敷吗？

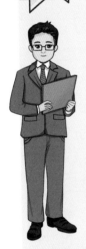

为什么扭伤后不能马上热敷

扭伤后不建议马上揉捏或者热敷，因为这样不仅无法减轻不适症状，反而会使局部肿痛加剧。由于组织在受到损伤后即呈现炎症反应，使局部慢慢出现肿胀、引起疼痛。这种反应在 24 小时内可以达到顶峰，若在此期间揉捏或者热敷，会使局部血液循环加速，血管渗出也会随之增多，不仅起不到治疗效果，反而加重了局部的炎症反应。一般建议伤后 24 小时热敷，促进局部血液循环，加快渗出液吸收，促进消肿。此外，也可抬高肢体促进消肿。

扭伤后在什么情况下可以冰敷

如果肿胀处青紫不明显，则肿胀的原因主要是毛细血管扩张，此时可用冰块冷敷扭伤处，使毛细血管受冷收缩，减少血管壁通透性，可一定程度上降低肿胀程度。但是如果肿胀处明显青紫，说明有血管破裂，血液外渗，此时冷敷效果较差。

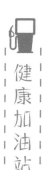

扭伤后如何正确冰敷

　　首先，准备一个冰袋，用薄毛巾或者布把冰袋包起来，以防止直接接触皮肤而导致冻伤。将包起的冰袋轻轻敷在扭伤处，每次敷 15~20 分钟。为了避免冻伤，可冰敷 - 休息 - 冰敷 - 休息各 15~20 分钟，如此循环，直到疼痛和肿胀减轻。需要注意的是，在冰敷的同时，应该避免用力按摩或者活动受伤的部位，以免加重伤势。如果扭伤情况严重或者持续时间较长，建议及时就医。

（陈　良）

关键词

扭伤后　现场急救

54. **扭伤**后现场该怎么**急救**

　　大家在日常生活和运动中，如果发生意外扭伤，或看到别人扭伤了，扭伤部位可能很快会失去行动能力，那么我们该怎么进行现场急救呢？

扭伤会造成哪些损害

　　（1）软组织损伤：扭伤时，周围的软组织包括肌肉、韧带等可能会受到拉伸或撕裂，导致疼痛、肿胀和活动受限。

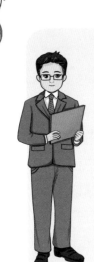

（2）关节脱位：严重的扭伤可能会导致关节脱位，即关节的骨头脱离正常位置，需要进行复位处理。

（3）骨折：在扭伤过程中，如受到较大的外力作用，可能导致骨折。特别是在关节周围的骨头容易受到损伤。

（4）损伤神经和血管：严重的扭伤可能会损伤周围的神经和血管，导致感觉异常、疼痛等症状。

（5）长期影响：如果扭伤未得到及时治疗或处理不当，可能会导致关节功能障碍、关节僵硬等长期影响。

扭伤后现场该怎么急救

（1）转移至安全环境：因扭伤后患者可因疼痛等丧失活动能力，此时应观察周围环境，如处于道路车行道中，应协助患者转移至较安全的人行道上。如果是自己发生扭伤，应大声呼救，请求别人的帮助。

（2）脱下包裹的鞋袜：大部分扭伤部位是脚踝，扭伤后脚踝可迅速发生肿胀，此时为避免过于肿胀后无法脱下鞋袜，应尽早把鞋袜脱掉。

（3）固定扭伤关节：现场寻找硬木板等可对扭伤关节进行固定的工具，防止转运过程中关节活动造成进一步的肿胀和疼痛。

（4）安全转运后踝关节扭伤的处置（RICE 原则）。①休息（rest）：保持踝关节的静止休息，减少活动，避免损伤加重；②冰敷（ice）：在 24 小时内使用冰敷，通过冷效应可以止痛，同时使局部血管收缩，减轻肿胀，注意不要将冰块直接敷在皮肤上，以免冻伤；③压迫（compression）：严重的扭伤需加压包扎，能减轻局部肿胀，防止出血进一步加重；④抬高（elevation）：患者应平躺，抬高患肢使其高于心脏水平面约 10 厘米，促进血液回流，以减轻肿胀疼痛。如果是急性期（24 小时内）过了，可以热敷、配合外用软膏等止痛药物。如果采取一系列的急救措施，关节肿痛没有缓解，甚至逐步加重，需就医排查是否合并骨折、韧带撕裂等。

（陈 良）

55. 为什么高处坠落伤患者伤情**变化急速**

关键词

高处坠落伤 多发伤 内脏损伤

在日常高空作业中，高处坠落伤给建筑工人乃至普通民众的人身安全带来极大的危害。

人从高处落到地面不仅会造成出血、骨折等肉眼可见的外伤，高速坠地的冲击力往往会使体内脏器受到不同程度的损伤，严重者可当场死亡。

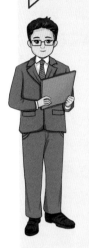

专家说 高处坠落会导致哪些器官受损从而导致伤情急速变化

肺：高处坠落可导致肺裂伤和肺挫伤。肺裂伤可能引发血气胸或肺血肿，而肺挫伤则可导致换气障碍和低氧血症，具体表现取决于坠落情况。

脾：脾是腹腔脏器中易受损的器官之一。损伤部位不同导致表现不同，如真性脾破裂伤及脾脏被膜，出血量较大，可快速休克，未及时抢救可致死。

肝：肝外伤与脾外伤的临床表现相似，主要危险是失血性休克、胆汁性腹膜炎和继发性感染。肝外伤可能引起胆汁溢出，导致腹痛明显，较脾破裂伤者更为突出。

脑：高处坠落可能导致头部严重冲击，引发颅脑损伤，如脑震荡、脑挫裂伤和颅内出血。出现头痛、恶心、呕吐、意识丧失等症状后，应尽快就医。

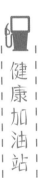

健康加油站

高处坠落后若是多发伤，检查顺序的原则是什么

初次评估坠落伤，应该按照 A（气道，airway）、B（呼吸，breathing）、C（循环，circulation）、D（神志，disability）、E（暴露，exposure）、F（补液，fluids）原则。A：需要第一时间检测患者呼吸道是否通畅，如果呼吸道受阻，需立即采取措施开放呼吸道，常用方法包括头后仰、侧卧位等；B：检查患者是否呼

吸正常，如果呼吸困难或停止，应该立即进行人工呼吸或心肺复苏；C：如果患者心跳和脉搏停止，需要立即进行心肺复苏；D：多发伤患者如果出现昏迷或肢体麻痹，需要判断有无脊柱或颅脑损伤，切记不可随意搬动患者；E：对于外露伤口应该用干净的敷料进行压迫止血，如果是外露的骨头或肠管，不可将其回纳；F：如果发生失血，应该尽量压迫止血。

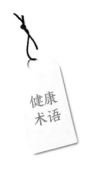

健康术语

多发伤

多发伤是指机体在同一机械致伤因素作用下，同时或相继遭受两处或两处以上解剖部位的组织、器官损伤，其中至少一处危及生命或导致创伤性休克。

（张　健）

56. 为什么**不要随意搬运**高处坠落伤患者

高处坠落事故发生时，患者往往动弹不得，甚至当场晕厥，对于此类事件通常都会强调：现场人员除了及时拨打"120"，还要注意不要随意搬运患者。

那你有没有这样的疑惑：患者痛苦不堪，为什么不可以通过改变患者的体位或者搬运患者来减轻其痛苦呢？

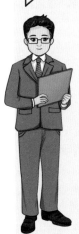

为什么不建议随意搬运高处坠落伤患者

人体自由落体坠落撞击地面或物体时常导致骨折。研究显示，坠落时头部先着地，颅骨受伤常见；背部或臀部着地可导致脊柱损伤；四肢、肋骨和骨盆也易受伤。骨折端锋利，搬运时可能损伤周围重要组织，如血管、神经、内脏，因此不可随意搬运伤员。

如何判断伤员是否骨折

（1）一般表现：最明显的表现就是疼痛，尤其是移动患肢时疼痛加剧，伴明显压痛；此外，由于周围组织血管破裂，常会在骨折处形成血肿，并且由于软组织损伤可致水肿；患肢往往活动受限或功能完全丧失。开放性骨折常常可见骨性结构的外露。

（2）特有体征：①畸形。骨折处由于骨折端产生了移位，往往使外形产生变化，比如弯曲、旋转以及缩短畸形。②异常活动。骨折处可出现正常情况下无法进行的异常活动。③骨擦音或骨擦感。骨折后，两个骨折断端相互摩擦可以出现摩擦感。

一般骨折至少会具有上述一种特有体征，但是也有部分骨折没有这三个特有体征，比如脊柱骨折、骨盆骨折等。所以只要有上述三个体征之一就可判断为骨折，但如果没有也不能直接排除，往往应送往医院进行 X 线片或是 CT、MRI 检查，才可以确诊。

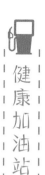

如何在急救过程中固定骨折部位

骨折部位的固定可用特制的夹板，或就地取材选用木板、木棍等。若无任何可利用的材料，上肢骨折可将病肢固定于胸部，下肢骨折可将病肢与对侧健肢捆绑固定，脊柱骨折可采用滚动式搬动并俯卧位搬运。

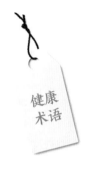

开放性骨折

开放性骨折是指骨折处皮肤或黏膜破裂，骨折端与外界相通。

（张　健）

57. 高处坠落伤现场该怎么急救

高处坠落伤是指从两倍于自身身高处掉落，由于重力加速度而造成的严重外伤，常导致骨折。那么，除及时拨打"120"呼叫救援外，我们应该如何对高处坠落伤伤员进行现场急救呢？

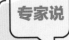

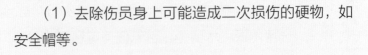

专家说 在高处坠落伤的现场，有哪些急救原则要注意

（1）去除伤员身上可能造成二次损伤的硬物，如安全帽等。

（2）不要随意搬运伤员和改变伤员体位。若必须搬运和转送，颈部和躯干不能前屈或扭转，而应使脊柱伸直，绝对禁止一个抬肩、一个抬腿的搬法，颈椎骨折的伤员可以使用头部固定器或者颈托，胸腰椎骨折可以使用脊柱夹板进行固定，以免引起高位截瘫。

（3）创伤局部妥善包扎，但对疑似颅底骨折和脑脊液漏伤员切忌做填塞，以免颅内感染。

（4）颌面部伤员，首先应保持呼吸道畅通，去除假牙，清除移位的组织碎片等，同时松解伤员的颈、胸部纽扣。

（5）肢体周围血管伤，压迫伤部以上部位。直接在伤口上放置厚敷料，绷带加压包扎以不出血和不影响肢体血液循环为宜。

（6）如果有钢筋贯通伤切勿将钢筋拔出，避免大出血，造成失血性休克。

（7）腹部脏器损伤，肠管外露的严禁回纳，避免引起腹腔感染，可以使用棉垫进行包扎；连枷胸可以用宽胶布固定。

（8）医务人员到来后，应尽量向他们还原伤员受伤过程，转运途中持续监测生命体征，快速平稳地送附近医院救治。

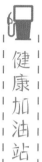

健康加油站

如何现场判断高处坠落伤伤员是否有颅脑损伤

首先，观察伤员的意识状态，观察伤员是否清醒，能否回答简单问题或进行交流；其次，可以观察伤员的头部伤情，检查伤员头部是否有明显的外伤、出血或肿胀；另外，注意观察伤员的行为是否异常，是否有呕吐、头痛、眩晕等症状，并检查伤员的呼吸和脉搏情况，不规律的呼吸或脉搏可能是颅脑损伤的表现之一。

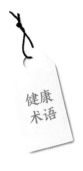

健康术语

连枷胸

严重的闭合性胸部损伤导致多根多处肋骨骨折，使局部胸壁失去肋骨支撑而软化，并出现反常呼吸，即吸气时软化区胸壁内陷，呼气时外突，称为连枷胸。

（张　健）

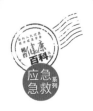

58. 为什么交通伤现场
要**先救命再治伤**

随着交通运输业的发展，交通事故的数量也成倍增长，其导致的交通伤也越来越多。有数据表明，交通事故现在已经是导致人类意外死亡的"第一杀手"。

面对伤情复杂、严重的交通事故，为了实现伤员最大程度的获救，在现场我们往往要采取"先救后治"的原则，即首先要保证伤员的生命安全，在此基础上再进行其他伤情的救治。

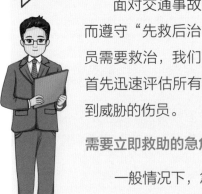

交通伤现场如何正确判断伤员伤情

面对交通事故伤员，首先要正确判断其伤情，从而遵守"先救后治"的原则。若现场有多位或成批伤员需要救治，我们不应急于去救治某一个伤员，而应首先迅速评估所有的伤员，以期能发现更多的生命受到威胁的伤员。

需要立即救助的急危重伤员都有哪些症状

一般情况下，急危重伤员具有以下特点。

（1）意识昏迷。

（2）严重呼吸困难。

（3）大量出血无法控制。

（4）严重外伤。

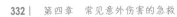

（5）心搏骤停。

判断伤者病情时尤其要注意什么

由于颅脑损伤的高致死率、致残率，我们尤其要注意伤者是否有颅脑损伤。面对昏迷或是反应迟缓的伤员，要轻拍或大声呼喊患者，判断伤者的意识状况；若伤员意识清醒，也要注意是否有头痛、头晕、恶心等症状；除此之外，也要观察颅脑的受伤情况，判断有无血肿、压痛或是明显的伤口。

胸部、腹部脏器损伤在交通伤中非常常见，并且十分致命，所以尤其要注意。我们可以通过询问伤员胸部和腹部是否疼痛来进行初步判断。

由于脊柱的结构和功能的特殊性，其损伤极易导致高致残率。在交通事故中，突然的暴力撞击以及车辆突然的加速或是减速都会对脊柱造成伤害，比如颈椎"挥鞭伤"。所以面对伤员，我们一定要注意其脊柱是否疼痛以及活动是否受限；在搬运伤员之前，一定要首先确认伤员有无脊柱损伤。

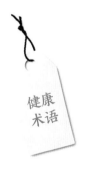

健康
术语

挥鞭伤

挥鞭伤是一种特殊的颈椎、颈髓损伤，指由于身体剧烈加速或减速运动而头部的运动不同步，致颈椎连续过度伸屈而造成的颈髓损伤。常见于各种高速前进的机动车急刹车，或在停车后突然受到后方高速行驶的车辆撞击。

（张　健）

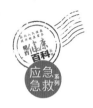

59. 为什么交通伤现场
要**分级救治**

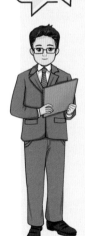

突如其来的交通事故往往带来的不只是一人的痛苦，更多时候是多人的伤痛。而在某些连环车祸中，现场会存在大量不同程度的伤员，如何在事故现场有限的医疗资源下对所有伤员进行合理有效的救治是我们要解决的首要问题。分级救治原则便很好地解决这一问题，它可以让我们在复杂的情况下，最大程度有效地救治所有伤员。

什么是分级救治

分级救治是指根据病情急危重程度给每位伤员进行分级，并由此来确定救治的先后顺序和诊疗流程，以实现最合理有效的批量伤员救治。

分级救治一般分为哪几级

急诊患者分诊级别一般分为四级：Ⅰ级为急危患者，需要立即得到救治；Ⅱ级为急重患者，往往评估与救治同时进行；Ⅲ级为急症患者，需要在短时间内得到救治；Ⅳ级为亚急症或非急症患者。亚急症患者存在潜在的严重性，可择期尽快处理；非急症患者具有慢性或轻微的症状，即使等待较长时间再进行治疗，也不会对结局产生大的影响。

交通伤中分级救治的人工判定指标

Ⅰ级，急危症，包括以下症状或体征之一：心跳/呼吸停止或过快/过慢、气道阻塞或窒息、休克、急性意识丧失等。

Ⅱ级，急重症，包括以下症状或体征之一：严重呼吸困难、皮肤湿冷或出现花斑、昏睡（无法唤醒，但强烈刺激下有防御反应）、无法止住的失血或严重失血、骨折等。

Ⅲ级，急症，包括以下症状或体征之一：嗜睡（可唤醒，无刺激下又转入睡眠）、头部外伤、中度失血、肢体感觉运动异常等。

Ⅳ级，亚急症或非急症，病情稳定，症状轻微。

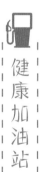

健康加油站

急救现场伤员戴的不同颜色的手环代表什么意思

在伤员较多的急救现场，为了标识不同级别的伤员，医务人员一般会给他们戴上不同颜色的手环来加以标识。比如，红色代表Ⅰ级急危症患者；橙色代表Ⅱ级急重症患者；黄色代表Ⅲ级急症患者；绿色代表Ⅳ级亚急症或非急症患者；黑色代表死亡患者。

（张　健）

60. **交通伤**现场
该怎么急救

关键词

交通伤　现场急救　休克　气胸

交通事故是导致人类意外死亡的"第一杀手"，而事故后的现场紧急救援，是挽救生命的重要环节。

但往往由于距离、时间、地点等因素，救护车赶到事故现场都需要一定的时间。而这时，事故现场的当事人或路人对于伤者的救护就显得尤为重要。为了正确进行现场救治，我们每个人都应该学习和掌握一些必要的交通事故现场急救常识。

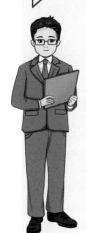

交通伤的特点

交通事故造成的伤害大体可分为减速伤、撞击伤、碾挫伤、压榨伤及跌扑伤等，其中以减速伤、撞击伤为多见，往往伤情复杂、严重、复合伤多。一般遵循的抢救顺序为："先抢后救、先重后轻、先急后缓、先近后远"。

如何在交通事故后进行现场急救

（1）确保现场环境安全，做好自身防护。

（2）迅速将伤员从危险环境中解救出来，尽快脱离险境。如伤者被压于车轮下或物体下，在抢救时绝对不能拉拽伤者的肢体，以防损害伤者的神经或血管。

（3）对垂危患者及心搏骤停者，立即进行心肺复苏。

（4）对意识丧失者宜用手帕、手指清除伤员口鼻中的泥土、呕吐物、假牙等，随后让伤员侧卧或俯卧。

（5）对出血者立即止血，伤员表面皮肤少量出血，可用纱布压迫止血后包扎；四肢出血紧急时用止血带，宽度5厘米以上，松紧度以不出血为宜，标记好时间，及时就医告知使用。

（6）对骨折伤员，肢体固定应包括骨折上、下两个关节，可临时用木条、树枝等固定患肢，在固定过程中应尽量减少肢体的活动。对疑似脊柱骨折伤员要按前文要求进行固定和搬运。

健康加油站

如何安全转运脊柱损伤伤员

对于脊柱损伤的伤员，一定要平稳搬运，防止出现脊柱弯曲。一般使用三人搬运法，严禁背、抱或二人抬。运送脊柱骨折伤者，应使用硬质担架。有颈椎损伤者，搬运过程中必须固定头部，如：在颈部及头部两侧放置沙袋等物品，防止头颈部的旋转。注意：对怀疑有脊柱骨折或不能除外脊柱骨折者，必须按照有脊柱骨折对待。

（张　健）

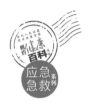

相约健康百科丛书

人物关系介绍

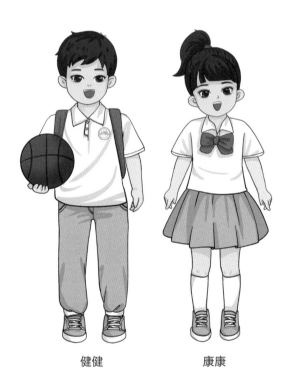

健健　　　　　康康

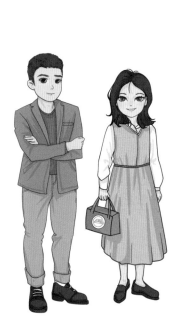

爸爸　　妈妈

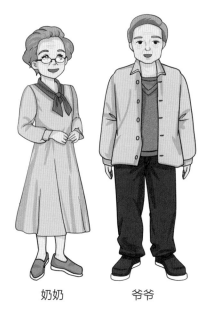

奶奶　　爷爷

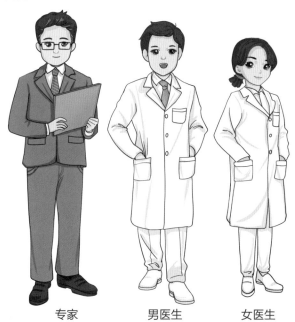

专家　　男医生　　女医生

图书在版编目（CIP）数据

突发急症与意外伤害应对与急救 / 祝益民，陈芳主编 . -- 北京 ： 人民卫生出版社，2024. 7. --（相约健康百科丛书）. -- ISBN 978-7-117-36651-9

Ⅰ. R459.7

中国国家版本馆 CIP 数据核字第 20242TP430 号

人卫智网	www.ipmph.com	医学教育、学术、考试、健康，购书智慧智能综合服务平台
人卫官网	www.pmph.com	人卫官方资讯发布平台

相约健康百科丛书

突发急症与意外伤害应对与急救

Xiangyue Jiankang Baike Congshu

Tufa Jizheng yu Yiwai Shanghai Yingdui yu Jijiu

主　　编：祝益民　陈　芳
出版发行：人民卫生出版社（中继线 010-59780011）
地　　址：北京市朝阳区潘家园南里 19 号
邮　　编：100021
E - mail：pmph @ pmph.com
购书热线：010-59787592　010-59787584　010-65264830
印　　刷：鸿博睿特（天津）印刷科技有限公司
经　　销：新华书店
开　　本：710×1000　1/16　印张：23
字　　数：298 千字
版　　次：2024 年 7 月第 1 版
印　　次：2024 年 8 月第 1 次印刷
标准书号：ISBN 978-7-117-36651-9
定　　价：75.00 元

打击盗版举报电话：**010-59787491**　E-mail：**WQ @ pmph.com**
质量问题联系电话：**010-59787234**　E-mail：**zhiliang @ pmph.com**
数字融合服务电话：**4001118166**　　E-mail：**zengzhi @ pmph.com**